Docteur Pierre LAPOUJADE

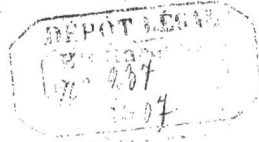

L'Hérédité Mentale Physiologique

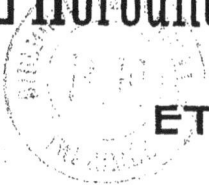

ET PATHOLOGIQUE

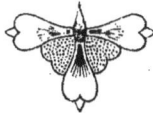

TOULOUSE

GIMET-PISSEAU, ÉDITEUR

66, Rue Gambetta, 66

—

1907

Docteur Pierre LAPOUJADE

L'Hérédité Mentale Physiologique

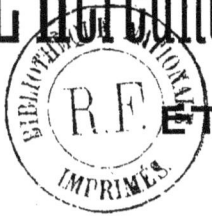

ET PATHOLOGIQUE

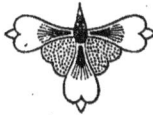

TOULOUSE

GIMET-PISSEAU, Éditeur

66, Rue Gambetta, 66

1907

A la Mémoire de ma Grand'Mère

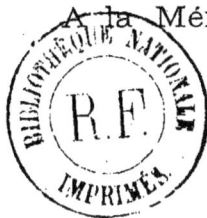

———

A mon Père

———

A ma Mère

———

A mon Frère

———

A mes Amis

A tous mes Maîtres de la Faculté

––––––––

A mon Président de Thèse

M. le Professeur RÉMOND

Faible témoignage de la reconnaissance
que nous lui devons pour la bienveil-
lance qu'il a bien voulu nous témoi-
gner.

INTRODUCTION

L'hérédité attire, en médecine, non seulement par son importance considérable, mais
encore par un je ne sais quoi de mystérieux
qui étonne les esprits les plus scientifiques.

De tout temps elle fut connue. Quel est le
livre vieux ou récent sur la question où n'est
pas citée la phrase de l'Ecclésiaste : « Les
pères ont mangé du verjus et les dents des
enfants en ont été agacées. » ?

Philosophes, savants, médecins ont essayé
de pénétrer le mystère. Théologiens et mé-
taphysiciens ont introduit dans le problème
des données divines ; mais dès le xix° siècle
on n'a plus recours qu'à deux moyens d'étude :
on interroge le microscope, on accumule les
faits cliniques. L'hérédité cherche à fuir le
domaine philosophique pour pénétrer en
entier dans le domaine scientifique.

Ici, comme pour tant d'autres études autrefois de son seul ressort, le philosophe a besoin

du savant ; celui-ci le guide, le précède, le protège, mais aussi le cache de son ombre.

Nos recherches bibliographiques nous ont admirablement montré cet englobement de la philosophie par la médecine. Le philosophe pur sera bientôt une curiosité.

L'hérédité est indiscutable au point de vue du corps. Elle est aussi indiscutable au point de vue de l'esprit.

« Les morts gouvernent les vivants » a dit Auguste Comte. Ils gouvernent le fonctionnement de nos organes, comme ils gouvernent nos idées.

« Quel monstre est-ce, que cette goutte de semence de quoy nous sommes produicts, porte en soy les impressions, non de la forme corporelle seulement mais dès pensements et des inclinations de nos pères ? » (Montaigne, essais).

Si le problème de l'hérédité physique n'est pas encore résolu, quel mystère entoure le problème de l'hérédité psychique ?

Nous essayerons dans notre modeste travail de voir à quelle distance de la solution se trouve la science actuelle.

Les travaux sur l'hérédité sont innombrables; moins nombreux ceux sur l'hérédité psychique.

Néanmoins l'historique détaillé de la question tiendrait presque un volume. Nous citerons simplement parmi les travaux contemporains : l'article de Le Gendre sur " l'Hérédité et la Pathologie générale"[1], " la Sélection" de Jacoby, l' "Hérédité psychologique" de Ribot, " l'Hérédité dans les maladies du système nerveux" de Déjerine, "la famille névropathique" de Féré "Recherches sur la production artificielle des monstruosités " de Dareste, enfin dans la revue des *Deux Mondes* (1894) l'article de Féré sur " l'Hérédité morbide".

Nous étudierons successivement dans quatre chapitres :

       I° Les faits.

       II° Les lois.

       III° Les conséquences.

       IV° Les conclusions.

(1) In Pathologie générale, Bouchard. T. I.

PREMIÈRE PARTIE

Les Faits

CHAPITRE PREMIER

L'Hérédité physiologique

« Sous le terme d'Hérédité on comprend, non seulement les influences du ou des générateurs immédiats sur les procréés, mais aussi celles de leurs innombrables ancêtres, c'est-à-dire un ensemble très complexe d'influences diverses.

« Envisagée ainsi dans sa généralité, l'hérédité, non seulement impose fatalement à l'homme, comme à tous les êtres vivants, les caractères statiques et dynamiques de l'espèce à laquelle il appartient, mais encore, dans l'intérieur de la race, de la variété, elle traduit à chaque instant son influence par les multiples ressemblances que les enfants présentent avec leurs ascendants, dans l'état de maladie, comme dans l'état de santé ».

Telle est la définition de l'Hérédité que donne Moynac, dans son traité de Pathologie générale.

Pierre Laffitte et Lombroso admettent que l'hérédité est une manifestation biologique de la loi de Képler, que « tout état statique ou dynamique tend à persister spontanément sans aucune altération, en résistant aux perturbations extérieures ».

Nous laisserons complètement de côté l'hérédité physique. Il nous faut cependant faire constater que l'état de nos organes, non seulement modifie, mais encore crée nos états mentaux... La forme, la surface d'un cerveau, le bon ou le mauvais fonctionnement du tube digestif, le drainage ou l'auto-intoxication de l'organisme sont intimement liés, presque comme la cause l'est à l'effet, à nos actes psychiques.

L'hérédité de l'esprit devrait donc être étudiée en même temps ou immédiatement après l'hérédité du corps, puisque (du moins en médecine) l'âme, ce que les philosophes appellent l'esprit, ne saurait exister comme entité.

Ces remarques faites, limitant notre sujet, nous n'envisagerons que l'hérédité de l'esprit.

Au point de vue physiologique, nous étudierons la mémoire, l'intelligence, les sentiments.

Au point de vue pathologique, nous verrons l'hérédité des différentes maladies mentales en insistant de préférence, sur les psychoses, dont le substratum organique est peu connu, sur les psychoses, en quelque sorte, le plus strictement *spirituelles*, ou si nous pouvons employer ce mot « *philosophiques* ».

A. *Hérédité de la mémoire.*

« La mémoire comprend trois classes : la conservation de certains états, leur reproduction, leur localisation dans le passé; mais ce n'est là qu'un cas particulier de la mémoire, le plus élevé et le plus complexe. Ces trois éléments sont de valeur inégale : les deux premiers sont nécessaires, indispensables; le troisième, celui que dans le langage de l'école on appelle la « reconnaissance » achève la mémoire, mais ne la constitue pas. Supprimez le troisième, la mémoire cesse d'exister pour elle-même, mais sans cesser d'exister en elle-même. Ce troisième élément qui est purement psychique, se montre à nous comme surajouté aux deux autres. Ils sont stables; il est instable et disparaît : ce qu'il représente, c'est l'apport de la conscience dans le fait de la mémoire, rien de plus.

Le souvenir clair et exact est le dernier terme d'une longue évolution, et comme une efflorescence dont les racines plongent bien avant dans la vie organique; en un mot, la mémoire est, par essence, un fait biologique, par accident un fait psychologique. Cette proposition admise, la mémoire étant considérée comme une propriété vitale, comme une aptitude du système nerveux à conserver certains états et à

les reproduire, le rôle de l'hérédité devient plus facile
à étudier » (Ribot).

On peut donc avec Ribot (Maladies de la mémoire)
considérer la mémoire sous deux formes principa-
les : l'une organique, l'autre consciente.

I. Mémoire organique. — C'est elle qui explique
les actions automatiques secondaires qui sont renou-
velées chaque jour et forment « le fond même de
notre vie journalière ».

Au début, les mouvements conservés par l'habitude étaient accompagnés de conscience. Puis ils
sont devenus instinctifs grâce à la mémoire organique. C'est l'histoire, chaque jour renouvelée par
chaque individualité, du pianiste, du gymnaste, de
l'artisan. Les mouvements nécessaires à l'exercice
de leur art ou de leur métier, lents, pénibles, accompagnés au début d'efforts et de conscience, sont devenus par la répétition, faciles, perdus de vue par la
conscience.

La question de savoir si ces mouvements, d'abord
raisonnés, actuellement réflexes, sont transmissibles
par l'hérédité, n'est pas encore tout à fait résolue par
l'école.

Mais en médecine, la théorie est secondaire. Le
médecin, le psychiâtre, doivent dire : « Hypothèses
non fingo » comme Newton et Bacon.

Ils doivent observer. Le clinicien du corps, comme
le clinicien de l'esprit, priment les raisonneurs.

Voici des observations concluantes :

OBSERVATION I

(Girou de Buzareingues, in traité « De la génération », p. 282).

J'ai connu un homme qui avait l'habitude, lorsqu'il était au lit, de se coucher sur le dos et de croiser la jambe droite sur la gauche. Une de ses filles a apporté en naissant la même habitude ; elle prenait constamment cette position dans son berceau malgré la résistance des langes.

Girou de Buzareingues ajoute : « Je connais plusieurs filles qui ressemblent à leur père et en ont reçu des habitudes extraordinaires, qu'on ne peut rapporter, ni à l'imitation, ni à l'éducation ; et de même pour des garçons à l'égard de leur mère. Mais les bienséances m'empêchent d'entrer dans aucun détail là-dessus. »

OBSERVATION II (Galton)

(In Darwin « l'Expression des émotions »).

Voici une habitude qui s'est rencontrée dans trois générations successives et qui, « ne se produisant que pendant un profond sommeil, ne peut-être attribuée à l'imitation ».

Il s'agit d'un homme qui, « lorsqu'il était étendu sur le dos dans son lit et profondément endormi élevait le bras droit lentement au-dessus de son visage jusqu'au front, puis par une sorte de secousse, l'abaissait, en sorte que le poi-

gnet tombait pessamment sur le dos de son nez. Ce geste
ne se produisait pas chaque nuit, mais seulement de temps
en temps et il était indépendant de toute cause appréciable.
Parfois il se répétait pendant une heure et plus, laissant le
nez tout meurtri des coups qu'il recevait.

Son fils se maria, plusieurs années après la mort de son père,
avec une personne qui n'avait jamais entendu parler de cette
particularité. Cependant elle fit précisément la même observation sur son mari. Ce tic ne se montra jamais dans le
demi sommeil. Il était intermittent comme chez son père.
Parfois il durait une partie de la nuit. Il s'accomplissait,
comme chez le père, avec la main droite.

Un de ses enfants, une fille, a hérité du même tic. Elle se
sert aussi de la main droite, mais d'une manière un peu
différente; après avoir élevé le bras, elle ne laisse pas son
poignet tomber, mais, avec la paume de la main demi fer-
mée, elle frappe de petits coups rapides sur son nez. Cette
habitude est très intermittente, cessant plusieurs mois,
puis reparaissant d'une manière presque continue ».

OBSERVATION III
(In Ribot, « l'Hérédité psychologique »).

L'auteur anonyme d'un article sur l'hérédité rapporte un
cas personnel.

Pendant l'enfance de son fils aîné, troublé par ses cris, il
s'était habitué à bercer l'enfant de son lit, avec le pied,

même en dormant. Une petite fille, qui naquit ensuite, avait le tic suivant : elle se berçait elle-même en jetant la jambe droite sur la jambe gauche à des intervalles réguliers. Ce va-et-vient durait plusieurs minutes et continuait même quand la petite fille était endormie. Un petit frère, né ultérieurement, et qui ressemble beaucoup à cette petite fille, a la même habitude. Il se berce assez vigoureusement pour réveiller sa sœur dormant dans la chambre voisine.

OBSERVATION IV.
(Darwin, « De la variation, etc. »).

« Je signalerai le fait suivant que j'ai observé moi-même chez un enfant, et qui est curieux comme tic, associé à un état mental particulier, celui d'une émotion agréable. Lorsqu'il était content, il avait la singulière habitude de remuer rapidement ses doigts parallèlement les uns aux autres; quand il était très excité, il levait les deux mains de chaque côté de la figure à la hauteur des yeux, toujours en remuant les doigts. Cet enfant, devenu vieillard, avait encore de la peine à se retenir pour ne pas faire ees gestes ridicules. Il eut huit enfants, dont une petite fille qui, dès l'âge de quatre ans, remuait les doigts et levait les mains exactement comme son père.

« De quelles combinaisons multiples de conformation corporelle, de dispositions mentales et d'habitudes, l'écriture ne doit-elle pas dépendre? Et cependant ne voit-on pas

souvent une grande ressemblance entre l'écriture du fils et
celle de son père, bien que ce dernier ne l'ait pas enseignée
au premier? En Allemagne, Hofacker a remarqué l'hérédité
de l'écriture, et on a constaté que les jeunes Anglais appre-
nant à écrire en France ont une tendance marquée à conserver la manière anglaise ».

Tous ces faits, tous ces gestes conservés par l'hérédité ont été enregistrés par le système nerveux et
« y ont produit une disposition permanente. »

Il s'est formé ce qu'on peut appeler une « mémoire
organique » à substratum anatomique.

Il est impossible de ne pas rapprocher l'hérédité
et la mémoire, de ne pas remarquer que *l'hérédité
est une mémoire spécifique,* qu'elle est pour l'espèce
ce qu'est la mémoire proprement dite pour l'individu.

Nous venons de citer des observations d'hérédité
de la mémoire organique.

Nous n'avons aucune difficulté à admettre que
l'hérédité la régit, comme elle régit la quantité et la
qualité des facultés perceptives, comme elle régit
aussi ce qui tient à la race ou à la variété.

La mémoire organique a son siège quelque part
dans l'encéphale et la transmission de ce siège avec
ses qualités physiologiques se fait comme se fait la
transmission si peu discutable du toucher, de la
vue, de l'ouïe, de l'odorat.

De même que l'ouïe, la vue se modifient, se per-
fectionnent et se transmettent ainsi perfectionnés, de
même la mémoire, d'abord consciente, pénible,
devient ensuite de plus en plus facile et même presque instinctive.

II. MÉMOIRE CONSCIENTE. — L'hérédité de cette
forme élevée de la mémoire paraît plus difficile à
démontrer par des faits. Adrien, Clément VI, Pic de
la Mirandole, Scaliger, Mezzofanti, que l'histoire
nous apprend avoir eu de merveilleuses mémoires,
ne paraissent à ce sujet ne rien devoir à leur hérédité.

On a cru trouver un fait d'hérédité de faiblesse de
la mémoire consciente, dans l'*idiotie*. Les idiots ne
semblent pas, en effet, avoir de mémoire consciente.
« Mais comme cela résulte sans doute de la faiblesse
des impressions sensorielles, cette hérédité est l'effet
d'une transmission héréditaire plus générale. »
(Ribot).

La mémoire consciente est une formation récente
au point de vue philogénétique. Les excitations, les
modifications du système nerveux n'ont pas été
assez fixées pour avoir dans le névraxe des voies
relativement invariables et facilement transmissibles.

Nous admettons, avec notre maître le professeur
Rémond (de Metz), que le cerveau est non pas un
organe perfectionné, mais un organe perfectible; la

perfection sera atteinte lorsque tous les actes psychiques seront réflexes.

Le réflexe est à la base de la vie organique comme de la vie consciente. « Une cellule reçoit une excitation sur un point quelconque de sa surface. Cette excitation détermine à l'intérieur de ce protoplasma, et conformément aux lois de la mécanique, une série d'ondes divergentes qui, chacune, vont aboutir à un autre point de la surface cellulaire. Comme le protoplasma n'est pas un milieu absolument homogène, que, par suite des échanges incessants, sa densité est loin d'être partout la même, ces diverses ondes ont à lutter contre des résistances qui diffèrent suivant l'endroit considéré de la cellule. Il est des points où l'ébranlement moléculaire en lequel se résume l'onde se fait plus facilement, plus rapidement. Il y a donc de ce côté-là : 1° un chemin plus facile; 2° une voie plus rapide; 3° une moindre déperdition des forces. Dans cette voie parcourue, habituellement identique en composition, s'il se trouve quelque point de densité différente, amas organique quelconque, formation nucléaire ou autre, la projection mécanique sera en ce point plus fortement sentie; le passage entre le point d'excitation et le point plus dense finira par devenir négligeable pour la cellule, la perception précédemment encore diffuse se concentrera en ce point, le premier centre nerveux sera créé. » (Rémond).

Ces voies, ces centres pour la mémoire consciente ne sont pas encore bien créés ; ils ne sont pas fixes. Voilà pourquoi, sans doute, l'hérédité est ici moins nette que pour la mémoire organique.

On peut cependant trouver un certain nombre d'observations :

Les deux Sénèque étaient connus pour leur excellente mémoire ; le père, Marcus Annéus, pouvait répéter deux mille mots dans l'ordre où il les avait entendus ; le fils, Lucius Annéus, était très bien doué à cet égard.

Ribot rappelle que, d'après Galton, dans la famille de Richard Porson, l'un des plus remarquables hellénistes de l'Angleterre, la mémoire était si remarquable, qu'elle était passée en proverbe : *the Porson memory.*

Ribot cite encore « une femme d'une des plus grandes familles de l'Angleterre, Lady Esther Stanhope, qui a, sous le nom de Sibylle du Liban, mené une vie si étrange et si aventureuse. Entre beaucoup de ressemblances qui existaient entre elle et son père, elle cite elle-même la mémoire : « J'ai les yeux gris et la mémoire locale de mon grand-père. Quand il avait vu une pierre sur une route, il s'en souvenait ; moi aussi ».

Enfin, il est de connaissance presque vulgaire, que les mémoires visuelles ou auditives des peintres ou des musiciens se transmettent assez facilement.

B. — *Hérédité de l'Intelligence.*

Cette question d'hérédité est plus délicate.

Les fonctions du cerveau sont transmissibles par hérédité comme est transmissible la structure de l'encéphale.

Les instincts sont complètement héréditaires, de même les facultés perceptives. Nous venons de voir l'hérédité des habitudes et celle de la mémoire.

Darwin a démontré définitivement et les zoologistes, après lui, que les modes inférieurs de l'intelligence, les instincts sont « éminemment héréditaires ». On sait aussi que ces instincts peuvent être modifiés par le milieu dans lequel vit l'animal et que ces modifications acquises peuvent être transmises par l'hérédité.

Les modes supérieurs de l'intelligence sont-ils transmissibles comme les modes inférieurs? On peut répondre à cette question par l'affirmative. En effet : « La pensée n'est qu'une propriété de la matière vivante, et par conséquent transmissible par hérédité comme cette dernière. L'hérédité psychologique doit être admise, aussi bien que l'hérédité physiologique, car la cellule nerveuse est transmise par l'hérédité aussi bien que celle d'un organe quelconque de l'économie (Déjerine).

De Candolle dans son *Histoire des Sciences et des*

Savants depuis deux siècles a fait remarquer qu'il ne
suffit pas de naître avec un cerveau ayant des pro-
priétés supérieures à celles de la moyenne, mais il
faut encore que l'individu qui le possède se trouve
dans des conditions qui lui permettent de l'utiliser.
C'est l'histoire de Napoléon et des grands généraux
de la Révolution. A une autre époque leurs facultés
auraient été ignorées.

« Prenons, dit de Candolle, le fils d'un grand
capitaine ou d'un mathématicien célèbre ; en suppo-
sant qu'il ressemble à son père et non à sa mère, il y
aurait seulement probabilité, au moment de la naissance, pour le fils du grand capitaine, d'être un
homme disposé à commander ; pour le fils du grand
mathématicien, d'être un homme disposé à calculer :
ce qui peut faire du premier un piqueur ou un major-
dome et du second un teneur de livres très exact.

Pour s'élever au-dessus de la moyenne, bien
d'autres choses sont nécessaires qui dépendent
d'autres facultés, héritées ou non héritées, de l'éducation, des exemples, des conseils, et généralement
des circonstances extérieures ».

Déjerine dans sa thèse d'agrégation sur l'hérédité
nerveuse insiste aussi sur le rôle du milieu, c'est-à-
dire de l'éducation et des circonstances extérieures à
l'individu. « Il ne suffit pas que la graine soit bonne,
il faut encore le terrain favorable pour qu'elle puisse
germer. Pour les hommes politiques ou militaires,

par exemple, le rôle joué par les circonstances est considérable. Il ne suffit pas d'avoir des capacités hors ligne dans ces deux domaines, il faut encore vivre à une époque où elles pourront se développer. Dans ces deux formes d'application des facultés intellectuelles plus que dans aucune autre, les événements font les hommes (Déjerine) ».

Aussi, de Candolle est-il parfaitement autorisé à dire qu'au moment de la naissance l'hérédité mentale n'est qu'une probabilité et jamais une certitude. L'influence du milieu a une grosse part. Il est plus que probable que parmi les grands génies dont s'honore l'humanité, un très grand nombre d'entre eux n'auraient point dépassé le niveau de la moyenne des hommes s'ils avaient été placés dans des conditions de civilisation différentes.

Ces réserves faites, après avoir bien spécifié ce qu'est la transmission héréditaire des facultés intellectuelles, les exemples de cette hérédité sont nombreux dans l'histoire ; et on peut citer nombre de familles célèbres dans lesquelles telle ou telle brillante faculté s'est transmise des parents aux enfants pendant une série de générations.

Les exemples de transmission héréditaire du génie ou du moins du talent pictural sont nombreux. Tous ces exemples sont au long dans l'ouvrage de Galton « Hereditary Genius ».

En Angleterre la famille des Landseer, en France

celle des Bonheur, en Hollande les Téniers, les Miéris, les Van den Velde.

Sur une liste de quarante-deux peintres italiens, espagnols ou flamands, considérés comme les plus illustres, Galton en a trouvé vingt-un qui ont des parentés illustres.

Ribot explique cette hérédité fréquente des peintres et des musiciens (comme nous le verrons plus loin) parce que « on ne peut être musicien sans une sensibilité exquise de l'*oreille*, ni peintre sans un don inné des couleurs qui suppose une certaine conformation de l'*organe* visuel. Ce sont là des conditions physiologiques. L'hérédité psychologique y est assez intimement liée à l'hérédité physiologique, et c'est là ce qui rend sa transmission plus sûre ».

OBSERVATIONS

Bassano (Giacomo da Ponte) 1510-1592, le plus grand de la famille.

Son *père*, Francesco, fondateur de l'école qui a pris son nom.

Ses *quatre fils,* Francesco, Giovanni, Leandro, Girolamo, tous quatre peintres distingués. Le premier, d'un caractère mélancolique, s'est suicidé à 49 ans.

Bellini (Giovanni), l'un des premiers qui aient peint à l'huile.

Son *père,* Jacopo, célèbre par ses portraits.

Son *frère,* Gentile, l'un des favoris du Sénat de Venise.

Caliari (Paul Véronèse).

Son *père,* Gabriel, fut sculpteur.

Son *oncle maternel,* Antonio, l'un des premiers peintres vénitiens qui se soient débarrassés du style gothique.

Son *fils,* Carletto, peintre plein de promesses, mort à 26 ans.

Caracci (Louis), fondateur d'une école qui porte le nom de sa famille.

Ses *trois cousins germains,* Agostino, Annibal et Francesco. Le premier, remarquable à la fois comme artiste, savant et poète. On peut citer encore son *neveu,* Antoine, fils naturel d'Annibal, peintre distingué, mais qui mourut jeune, et son *père* Paolo, peintre sans originalité.

Claude Lorrain (Gelée) ne s'est point marié.

Son *frère* graveur sur bois.

Corregio (Allegri) est mort jeune laissant un seul *fils,* Pomponeo, qui a peint des fresques dans le style de son père.

Eyck (Jean Van) et Hubert Van Eyck, deux *frères* dont les noms sont inséparables.

Leur *père* fut un peintre obscur.

Leur *sœur,* Marguerite, cultiva passionnément la peinture.

Mieris (François), surnommé le Vieux.

Les *deux fils* (Jean et Guillaume), le second à peine inférieur à son père.

Son *petit fils*, François, dit le Jeune, fils de Guillaume.

Murillo (Bartholoma Esteban) fut élève de son *oncle*, Juan de Castillo, peintre d'un grand mérite. On peut encore rapprocher de lui son *oncle*, Augustin de Castillo, et son *cousin*, Antonio de Castillo y Salvedra, tous deux peintres de mérite.

Ostade (Van), Adrien, dont le nom n'est guère séparé de celui de son frère *Isaac*, mort fort jeune.

Parmegiano (Mazzuoli), « en qui, suivant Yasari, avait passé l'âme de Raphaël ».

Son *père*, Filippo, et ses deux *oncles*, Michel et Pierre, peintres d'une certaine notoriété.

Potter (Paul), le plus célèbre peintre d'animaux de l'école Hollandaise.

Son *père*, Pierre, paysagiste.

Rafaël Sanzio.

Son *père,* Giovanni Sanzio.

Robusti (le Tintoret), l'un des plus célèbres peintres de l'école vénitienne.

Sa *fille*, Marietta, renommée comme peintre de portraits.

Son *fils,* Domenico, bon peintre de portraits.

Ruysdaël Jacob et son *frère*, Salomon, tous deux paysagistes.

Téniers (David), surnommé le Jeune, le plus célèbre de la famille.

Son *père*, David (le Vieux).

Son *frère,* Abraham.

Titien (Vecellio). On trouve dans sa famille neuf peintres de mérite, dont son, *frère* Francesco, et ses *fils*, Pomponio et Horatio. Les autres sont des cousins, des petits-neveux.

Van Dyck (Antoine). Son *père* était peintre; sa *mère* brodait des paysages avec un art merveilleux.

Guillaume Van den Velde (le Jeune), le plus grand peintre de marine qui ait existé.

Son *père*, Van den Velde (le Vieux).

Son *fils,* Guillaume, tous deux peintres de marine.

Peut-être les deux frères Isaïe et Jean Van den Velde, né à Leyde, et Adrien Van den Velde, né Amsterdam, étaient-ils de la même famille.

Parce que le sentiment de la musique réclame certaines conditions physiologiques, par exemple, *nécessairement* une oreille « juste », nous trouverons bien des exemples d'hérédité dans les familles de musiciens.

Il se transmet d'une part, la faculté perceptive, l'*ouie;* d'autre part, l'*imagination.*

Malgré que certains musiciens puissent être sourds, et l'exemple le plus célèbre est celui de Beethoven, qui composa ses plus beaux morceaux au temps de son infirmité, il n'en reste pas moins vrai que le talent musical ne saurait, en général, exister sans une disposition particulière de l'ouie. Certains anatomistes ont prétendu que, chez les musiciens, la membrane du tympan était presque verticale.

L'éducation ne peut évidemment ici faire grand-chose.

L'inconstestable hérédité musicale implique donc forcément l'hérédité de certaines qualités de l'ouïe, et cela s'applique aussi bien aux exécutants qu'aux compositeurs.

« Quand les parents des deux côtés, écrit de Candolle, sont musiciens, presque toujours les enfants naissent avec l'oreille juste. Quand l'un des parents est seul musicien, ou que dans l'une ou l'autre des familles cette qualité n'est pas ordinaire, on voit souvent des frères ou des sœurs différer sous ce rapport. L'aptitude musicale, dans ce cas, n'est pas fractionnée ou atténuée pour chacun des enfants, mais l'un a l'oreille juste, l'autre ne l'a pas. Or, l'impression causée par les sons est physique, mais la relation entre les sons et la mesure du temps est plutôt du domaine intellectuel.

Ribot et, après lui, Déjerine font remarquer que l'art musical n'a guère débuté qu'il y a trois siècles. Cependant les cas d'hérédité y sont fréquents.

Tout le monde connaît la remarquable démonstration qu'on en trouve dans la famille des Bach (1550-1800).

Le docteur Hotzen signale, d'après la biographie des Bach par Spitta, que les Bach contractèrent de

nombreux mariages avec des filles d'anciens maîtres
de musique, d'organistes, de musiciens des villes,
comme le comportait, à cette époque, l'usage de la
corporation. Ces unions si fréquentes ont dû influer
sur l'hérédité du talent; et c'est un des plus beaux
exemples de sélectton que l'on trouve dans la race
humaine.

Ribot dit qu'il ne trouve guère, parmi les grands
musiciens qui semblent faire exception à la loi d'hérédité, que Bellini, Donizetti, Rossini, Halévy.

OBSERVATIONS

Allegri, le célèbre compositeur du *Miserere* de la chapelle Sixtine, appartenait à la même famille que le peintre
Corregio Allegri.

Amati (Andréa), le plus illustre d'une famille de violonistes
de Crémone.

Son *frère* Nicolas, ses *deux fils* Antoine et Jérôme, et son
petit-fils.

Bach Sébastien, le plus grand de la famille.

La famille des Bach est peut-être le plus beau cas d'hérédité mentale qu'on puisse citer. Elle commence en 1550,
traverse huit générations; le dernier membre connu est
Régina Suzanna, qui vivait en 1800 dans l'indigence. « Il

est sorti de cette famille, pendant près de deux cents ans, une foule d'artistes de premier ordre. Il n'y a point d'autre exemple d'une réunion de facultés aussi remarquables dans une seule famille. Son chef fut Veit Bach, boulanger à Presbourg, qui se délassait de son travail par le chant et la musique. Il avait deux fils qui commencèrent cette suite non interrompue de musiciens du même nom qui inondèrent la Thuringe, la Saxe et la Franconie pendant près de deux siècles. Tous furent organistes ou chantres de paroisse, ou ce qu'on appelle en Allemagne musiciens de ville. Lorsque, devenus trop nombreux pour vivre rapprochés, les membres de cette famille se furent dispersés, ils convinrent de se réunir une fois chaque année à jour fixe afin de conserver entre eux une sorte de lien patriarcal. Cet usage se perpétua jusque vers le milieu du XVIIIe siècle, et plusieurs fois on vit jusqu'à cent vingt personnes, hommes, femmes, enfants, du nom de Bach, réunies au même endroit. Dans cette famille, on compte 29 musiciens *éminents* et Fétis en mentionne 57 dans son Dictionnaire biographique.

Beethoven (Ludwig).

Son *père,* Jean, était ténor de la chapelle de l'électeur de Cologne.

Son *grand-père,* Louis, fut d'abord chanteur, puis maître de la même chapelle.

Bellini, *fils* et *petit-fils* de musiciens d'ailleurs peu remarquables.

Benda (Francesco), (1709-1786), le principal membre d'une famille remarquable de violonistes.

Ses *trois frères*, Jean, Joseph et Georges.

Ses *deux fils,* Frédéric et Charles et ses *deux filles.*

Ses *deux neveux*, Ernest, fils de Joseph, Frédéric, fils de Georges.

Dononcini. Son *père,* Antoine et son *fils*, Jean, qui fut quelque temps, en Angleterre, le rival de Hœndel.

Dussek (Ladislas), connu comme compositeur et comme exécutant.

Son *frère*, Jean, excellent organiste.

Son *frère,* François, bon violoniste.

Sa *fille*, Olivia, hérita du talent de son père.

Hiller (Jean-Adam), compositions musicales et écrits sur la musique.

Son *fils,* Frédéric-Adam (1768-1812)

Son *petit-fils*, Ferdinand, « actuellement l'un des meilleurs compositeurs de l'Allemagne », au jugement de Fétis.

Mendelssohn, de famille juive.

Son *grand-père*, Moïse, philosophe, travaux sur l'esthétique.

Son *père*, Abraham, banquier à Berlin, fin connaisseur en musique.

Un *oncle* écrivain.

Sa *sœur*, femme distinguée, pianiste habile, associée à tous les travaux de son frère.

Meyerbeer (Jacques Baer).

Ses *deux frères*, l'un Guillaume, astronome, connu par sa carte de la lune ; l'autre Michel, poète, mort jeune.

Mozart (Jean).

Son *père,* Jean-Georges, second maître de chapelle du prince archevêque de Salzbourg.

Sa *sœur*, dont les succès dans l'enfance annonçaient un talent qui ne s'est pas réalisé.

Son *fils,* Charles, cultiva la musique en amateur.

Son *fils,* Wolfgang, né quatre mois après la mort du père, montra de bonne heure d'heureuses dispositions pour la musique, mérite de compositeur et de virtuose.

Palestrina. Ses *fils,* Ange, Rodolphe et Sylla, morts jeunes, paraissent avoir hérité de quelque talent, à en juger par leurs compositions conservées dans les œuvres de leur père.

Chez les artistes, *poètes* surtout, l'hérédité est moins facile à trouver.

« De tout temps, ils ont formé une race impressionnable, passionnée, ardente, dont la vie est souvent pleine de désordres, de bizarreries et d'extravagances. Ces conditions sont peu favorables pour fonder une famille. On ne peut être un grand artiste que par un mélange extra-naturel de qualités. C'est un caractère rare, qui n'arrive que par un heureux accident et dont, par conséquent, l'hérédité doit être très instable. » (Ribot).

L'hérédité poétique paraît être la plus rare. C'est que la poésie n'ayant pas besoin, comme la musique et la peinture, de sens spécial, spécifique en quelque sorte, n'est plus si intimement liée à l'hérédité physiologique.

Le talent poétique ne dépend nullement de la composition des organes. Sa transmission sera par conséquent moins sûre.

Cependant, Galton, dans son *Hereditary Genius,* sur une étude de 59 poètes, trouve des preuves d'hérédité (à divers degrés) dans la proportion de 40 °/₀.

OBSERVATIONS

Arioste, tout enfant, écrivait déjà des comédies ; on trouve dans sa famille :

Son *frère,* Gabriel, poète de quelque distinction, qui acheva la comédie de *Scholastica,* après la mort de Ludovico.

Son *neveu,* Orazio, intime ami du Tasse, qui a écrit les *Argumenti* et autres ouvrages.

Aristophane. Le talent de ce célèbre comique se retrouve à un degré moindre dans :

Son *fils,* Arâros, auteur de cinq comédies, dont on cite le *Cocalos.* l'*Æolosicon,* etc.

Son autre *fils,* Nicostratos, qui composa quinze comédies.

Peut-être faut-il ajouter son troisième *fils.*

Burns paraît avoir reçu de sa *mère,* cette excessive sensibilité, qui a fait de lui un des premiers poètes de l'Angleterre.

Byron. Ici la généalogie est assez curieuse. On trouve d'abord :

Sa *mère,* femme étrange, hautaine, passionnée, demifolle, ce qui a fait dire à un auteur anglais : « que, s'il y a un cas où les influences héréditaires puissent excuser les excentricités de caractère et de conduite, c'est bien pour Byron, qui descendait d'une lignée d'ancêtres chez qui des deux côtés tout avait était calculé pour détruire l'harmonie du caractère, toute paix, tout bonheur individuel. »

Sa *fille,* Ada, comtesse de Lovelace, remarquable par ses talents mathématiques.

Son *grand-père,* l'amiral Byron, navigateur, auteur des *Récits de Voyage.*

Son *père,* le capitaine Byron, qualifié par Galton de « dissolu, impudent. »

Chénier (André), le plus grand de la famille.

Son *frère,* (Marie-Joseph).

Tous deux tenaient de leur *mère,* Santi Lomaka, Grecque d'origine et d'un esprit distingué.

Coleridge, poète et métaphysicien anglais. J'emprunte à Galton la liste abrégée de ses descendants.

Son *fils,* Hartley, poète, enfant précoce, dont le jeune âge avait été assiégé de visions. La puissance de son imagination était extraordinaire et d'un caractère morbide.

Sa *fille,* Sara, présentait tous les caractères individuels

3

de son père, auteur elle-même. Elle épousa son cousin, et de ce mariage est né Herbert Coleridge, philologue.

Corneille (Pierre), duquel il faut rapprocher :

Son *frère,* Thomas.

Son *neveu,* Fontenelle, fils d'une sœur. De cette sœur descendait en ligne directe Charlotte Corday.

Eschyle, poète héroïque s'il en fut, eut dans sa famille :

Son *frère,* Cynégire, l'un des héros de Marathon.

Son *frère,* Amingas, qui commença l'attaque à Salamine.

Son *fils,* Euphorion, et son *neveu,* Philoclès, paraissent avoir eu quelque talent, comme poètes tragiques. Philoclès fut vainqueur dans le concours où Sophocle présenta l'*Œdipe roi.*

Gœthe tenait de son père le physique, de sa mère le moral. Poète et observateur, il a noté en lui les influences héréditaires :

> Vom Vater hab'ich die statur
> Des Lebens ernstes Führen
> Von Mütterchen die Frohnnatur
> Und Lust zu fabuliren.
>
> Urahnherr war der Schönsten hold
> Das spukt so hin un wieder ;
> Urahnfrau liebte Schmuck und gold
> Das zuckt wohl durch die glieder.

Lucain. Pour la généalogie de ce poète, nous renverrons à son oncle Sénèque.

Milton (Jean), poète érudit, pamphlétaire.

Son *père* fut « un homme d'un grand talent musical dont les chants sont encore en usage ».

Son *frère,* juge, mêlé à la politique.

Musset (Alfred de) dont le talent se retrouve à un certain degré dans :

Son *frère,* Paul de Musset, romancier.

Racine (Jean).

Son *fils,* Louis, « le bon versicateur, fils du grand poète ».

Schiller paraît, comme Burus, avoir reçu de sa *mère,* son extrême sensibilité. C'était une femme fort au-dessus du commun.

Sophocle. Une partie de son génie tragique avait survécu dans :

Son *fils,* Iophon, estimé d'Aristophane.

Son *petit-fils,* Sophocle le Jeune, douze fois couronné.

Tasso (Torquato) avait écrit son premier poème, *Rinaldo,* à 19 ans.

Son *père,* Bernardo, l'un des bons poètes de l'Italie, auteur de l'*Amadis.*

Et sa *mère,* Parzia di Rossi, femme remarquable.

Véga (Lope de), après une longue vie d'aventures, est mort prêtre. Il avait eu de Marcela :

Un *fils* naturel, qui, à quatorze ans, avait fait quelque figure comme poète ; aventureux comme son père, mourut très jeune dans une bataille.

On peut à tous ces exemples ajouter quelques

familles de lettrés signalées dans le magnifique ouvrage de Galton.

Cazaubon (Isaac), et son *fils*, Méric, érudits, philologues.

Champollion (J.-François), premier interprète des hiéroglyphes.

Son *fils*, Jean-Jacques, historien, archéologue.

Etienne, famille célèbre de lettrés et d'érudits dont les principaux membres sont :

Robert, qui a imprimé la Bible.

Son *frère*, Charles, humaniste.

Son *fils*, Henri, auteur du *Lexique grec*.

Son autre *fils*, Robert.

Son *neveu*, ambassadeur en Hollande, auteur de mémoires diplomatiques.

Et deux *petits-neveux* remarquables.

Grotius (Hugo de Groot), fondateur du droit international.

Son *grand-père*, érudit.

Son *père*, curateur de l'Université de Leyde.

Son *oncle*, Corneille, professeur de philosophie et de jurisprudence.

Son *fils*, Pierre, diplomate, érudit.

Lamb (Charles). Le nom de cet écrivain humoristique n'est guère séparé de celui de sa *sœur* (talent maladif) : a tué sa mère dans un accès de folie.

Scaliger (Jules-César), débuta très tard, à 49 ans.

Son *fils*, Joseph, érudit comme son père.

Schleger (Guillaume), et son *frère,* Frédéric.

Leur *père,* était un prédicateur renommé. A écrit des poèmes.

Deux *oncles,* l'un poète dramatique et critique, l'autre historiographe du roi de Danemark.

Sénèque (Lucius-Annœus).

Son *père,* Marcus, rhéteur, mémoire prodigieuse.

Son *frère,* Gallion, proconsul d'Achaïe, cité comme l'un des Romains les plus spirituels de son époque.

Son *neveu,* Lucanus, le poète Lucain.

Sévigné (la marquise de).

Son *fils* est connu par ses *Lettres* comme un dissipé de beaucoup d'esprit, ressemblant sous beaucoup de rapports à sa mère.

Son *cousin,* Bussy-Rabutin, même caractère.

Staël (Anne-Germaine de).

Son *grand-père,* Charles-Frédéric Necker, qui professa le droit à Genève et a écrit sur ces questions.

Son *père,* ministre de Louis XVI et écrivain.

Son *oncle,* Louis Necker, professeur de mathématiques à Genève.

Celui-ci a eu pour *fils* et pour *petit-fils* Jacques et Louis Necker, qui ont professé à Genève les sciences naturelles.

Swift (Jonathan), doyen de Saint-Patrick.

Son *grand' oncle,* le poète Dryden.

Aux noms cités par Galton, nous pourrions ajouter Boileau et ses deux frères, Jacques et Gilles, —

Helvétius, son père, et son grand-père, tous deux médecins distingués.

Niebuhr l'historien et son père, voyageur et écrivain.

Lessing et ses deux frères.

Une famille de romanciers, mistress Troloppe et ses deux fils, Anthony et Thomas.

Alexandre Dumas père et fils.

Guy de Maupassant, dont la mère, Laure de Poitevin, était un esprit littéraire remarquable.

Les familles *scientifiques* existent assez fréquemment; et c'est dans le domaine scientifique que l'on trouve des exemples très nombreux et démonstratifs de familles se perpétuant pendant très longtemps avec les mêmes aptitudes.

Ici encore se trouvent assemblés les deux facteurs qui président au développement intellectuel et physique de l'homme, l'hérédité et le milieu.

Très souvent aussi, comme le fait remarquer Galton, tel ou tel savant a eu pour mère ou pour grand-mère une femme douée d'une intelligence supérieure (Buffon, Bacon, Condorcet, Cuvier, d'Alembert, Forbes, Wast, Jussieu).

Les Bernouilli et les de Jussieu sont des exemples de familles où se sont perpétuées pendant plusieurs générations, dans une branche d'études spéciales, les traditions scientifiques.

De plus, le savant, à l'encontre de l'artiste, mène

une vie réglée, régulière. Il n'a pas l'esprit aventureux du poète. Sédentaire, il n'a pas couru et n'a pas comme un mouton

> Qui laisse sa laine au buisson
> Senti se dénuer son âme.

Vie de science et vie de famille coexistent presque toujours et la sélection agit splendidement.

Ampère (André-Marie), mathématicien, physicien et philosophe.

Son *fils*, Jean-Jacques, voyageur, littérateur, historien.

Aristote. Quoique les généalogies anciennes soient difficiles à démêler, on peut citer :

Son *père*, Nicomaque, considéré par quelques-uns comme l'auteur de l'Ethique, qui porte son nom.

Son *neveu*, Callisthènes, fils de Héro, cousine d'Aristote.

Bacon (François), lord chancelier.

Son *père*, Nicolas, lord gardien du grand sceau.

Sa *mère*, Anna Cooke, membre d'une famille très bien douée, humaniste distinguée, connaissant très bien le latin et le grec.

Ses *frères* furent remarquables, entre autres Nathaniel (issu d'une autre mère), peintre habile.

Bentham (Jérémie), légiste, moraliste.

Son *frère*, le général Samuel Bentham, officier de distinction.

Son *neveu*, George, botaniste éminent, président de la « Société linnéenne ».

Bernoulli (Jacques), d'origine suisse, est le premier qui ait commencé la réputation d'une famille célèbre par le nombre de mathématiciens, physiciens, naturalistes, qu'elle a produits. Nous donnons ici le tableau de cette famille; chacun des membres mentionnés s'est distingué dans quelque ordre de science.

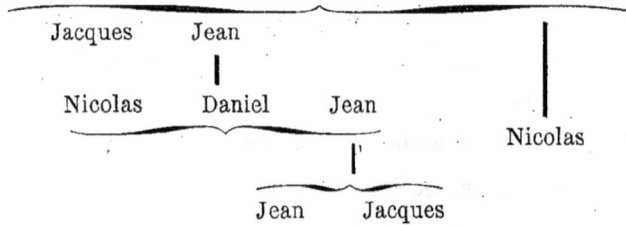

```
    Jacques     Jean
                 |
    Nicolas   Daniel    Jean                     |
                                               Nicolas
              Jean    Jacques
```

Il existait encore en Suisse, dans notre siècle, des descendants de cette famille :

Cristophe Bernoulli (1782-1863), professeur de sciences naturelles à l'Université de Bâle ; Jérôme Bernoulli (1745-1829), chimiste et minéralogiste.

Le physicien anglais Robert Boyle ne compte pas moins de dix-sept membres remarquables dans sa famille, la plupart mêlés à la politique.

Brodie (Benjamin), l'un des plus célèbres chirurgiens de l'Angleterre, compte *six membres* distingués dans sa famille.

Buckland (William), géologue.

Son *fils,* Franck, naturaliste, bien connu par ses travaux populaires.

Buffon. Nous parlerons ailleurs de ses idées sur l'hérédité ; il se plaisait à dire qu'il tenait de sa *mère* toutes ses qualités.

Son *fils,* bien doué, fut guillotiné sous la Terreur.

Cassini (Jean-Dominique, célèbre astronome, le premier membre marquant d'une famille qu'on peut rapprocher de celle des Bernoulli.

Son *fils,* Jacques Cassini, astronome.

Son *petit-fils,* César-François Cassini de Thury, membre de l'Académie des sciences à 22 ans.

Son *arrière-petit-fils,* Henri-Gabriel (1781-1832), naturaliste et philologue, mort du choléra.

Condorcet, mathématicien et philosophe ; paraît avoir tenu beaucoup de sa *mère.*

Cuvier (Georges), naturaliste.

Sa *mère,* femme accomplie, s'occupa beaucoup de son éducation.

Son *frère,* Frédéric, naturaliste. Recherches sur l'instinct.

D'Alembert. On sait qu'il était fils naturel de Destouches, commissaire d'artillerie, et de Mlle de Tencin.

Sa *mère* est connue pour son esprit et appartenait à une famille qui compta parmi ses membres le cardinal de Tencin, Pont de Veyle, auteur dramatique, et d'Argental, le correspondant de Voltaire.

Darwin (Erasme), l'auteur de *Zoonomie.*

Ses *deux fils,* Charles et Robert, médecins remarquables, le premier mort très jeune.

Son *petit-fils*, Charles, le célèbre auteur de l'*Origine des espèces*.

Nous ne citons dans cette famille que les plus marquants.

Davy (Humphrey), chimiste, et son frère Jean, physiologiste.

De Candolle (Augustin-Pyrame) et son *fils*, Alphonse, tous deux botanistes célèbres.

Euler (Léonard), eut un *père* mathématicien.

Ses *trois fils*, Jean, Charles, Christophe, astronomes, physiciens, mathématiciens.

Fichte (Jean) et son *fils*, Hermann, mort récemment, tous deux philosophes.

Franklin (Benjamin).

Deux *arrière-petits-fils*, auteurs de traités sur les sciences naturelles, la chimie et la médecine.

Galilée (Galileo Galilei).

Son *père*, Vicenzo, a écrit une théorie de la musique.

Son *fils*, Vicenzo, a le premier appliqué aux horloges les inventions de son père sur le pendule.

Geoffroy Saint-Hilaire (Etienne).

Son *fils*, Isidore, naturaliste.

Gmelin (Jean-Frédéric). Ce fameux chimiste allemand a eu un *père*, deux *oncles*, un *cousin* et un *fils*, connus par des travaux sur la botanique, la médecine et la chimie.

Grerory (James). Le plus remarquable d'une famille de mathématiciens et physiciens qui ne compte pas moins de *quinze* membres remarquables, parmi lesquels son *fils* et ses deux *petits-fils*. Th. Reid était le fils d'une de ses nièces.

Haller (Albert), considéré comme le fondateur de la physiologie moderne.

Son *père,* légiste.

Son *fils,* littérateur et historien.

Harley (David), philosophe et médecin.

Son *fils,* membre du Parlement, correspondant de Franklin et l'un des plénipotentiaires de la paix de Paris.

Herschel (sir William); famille scientifique très connue.

Son *père* et son *frère* sont connus surtout comme musiciens; le talent musical était héréditaire dans la famille.

Sa *sœur,* Caroline, collabora à ses travaux astronomiques; couronnée par la Société royale.

Son *fils,* John, l'un des plus célèbres astronomes du siècle.

Deux *petits-fils,* également astronomes.

Hooker (William), et son *fils,* Joseph, botanistes.

Humboldt (Alexandre), et son *frère,* Guillaume.

Hunter (John), l'un des plus célèbres anatomistes de l'Angleterre.

Son *frère,* William et son *neveu,* Matthew, remarquables dans la même science.

Huyghens, astronome hollandais.

Son *père,* mathématicien et homme politique.

Son *frère,* mêlé à la politique, suivit Guillaume III en Angleterre.

Jussieu (de) (Bernard), peut être considéré comme le plus remarquable de cette famille de botanistes, dont voici le tableau :

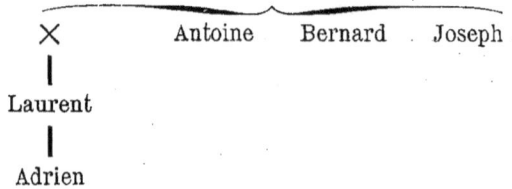

```
   ⏜⏜⏜⏜⏜⏜⏜⏜⏜⏜⏜⏜⏜⏜⏜⏜⏜⏜⏜⏜⏜⏜
   ✕        Antoine   Bernard   Joseph
   |
Laurent
   |
Adrien
```

Leibniz peut être rapproché de son *grand-père* et de son *père,* professeur de jurisprudence à Leipzig.

Linné. Le talent de ce grand botaniste se retrouve, mais à un moindre degré, dans son *fils,* Charles.

Stuart Mill (John), philosophe et économiste.

Son *père,* James, connu par ses travaux de psychologie et d'économie politique.

Newton (Isaac), comme beaucoup d'hommes de génie, se présente isolé. Galton croit pourtant trouver en Charles Hutton, mathématicien, et James Hutton, grand géologue, des descendants éloignés.

Œrsted, physicien danois.

Son *frère* et son *neveu* furent des hommes politiques.

Son *fils,* naturaliste et voyageur.

Platon ne laissa pas d'enfants.

Son *neveu,* Speusippe, chef de son école après lui.

Pline, l'Ancien, le naturaliste.

Son *neveu,* Pline le Jeune.

Saussure, géologue et physicien suisse.

Son *père*, auteur de traités d'agriculture et de statistique.

Son *fils*, naturaliste.

Say (J.-Baptiste); son *fils*, Horace, et son *petit-fils*, Léon, famille d'économistes.

Stephenson (Georges), et son *fils*, Robert, tous deux ingénieurs célèbres.

Watt (James), eut pour *mère* Agnès Muirhead, femme supérieure, au jugement des biographes.

Son *grand-père* était un humble professeur de mathématiques.

Un de ses *fils*, mort à 27 ans, donnait de grandes promesses comme géologue.

C. — *Hérédité des sentiments*

Ribot insiste sur ce fait que les sentiments et les passions sont en nous ce qu'il y a de plus profond et de plus tenace. Il fait remarquer « qu'ils sont si intimement liés aux organes et à la constitution tout entière qu'il est tout naturel de supposer *a priori* que l'hérédité les transmet. »

L'expression elle-même des sentiments se transmet facilement par l'hérédité. Darwin est catégorique :

« Les principaux actes de l'expression chez l'homme et les animaux sont innés ou héréditaires,

c'est-à-dire qu'ils ne sont pas un produit de l'éducation de l'individu ; c'est là une vérité universellement
reconnue. Le rôle de l'éducation ou de l'imitation est
tellement restreint pour beaucoup de ces actes qu'ils
sont entièrement soustraits à notre contrôle dès les
premiers jours de notre vie et pendant toute sa
durée : par exemple la rougeur, l'accélération des
battements du cœur dans la colère. On peut voir des
enfants à peine âgés de deux ou trois ans rougir de
confusion, même ceux qui sont aveugles de naissance. L'hérédité de nos actes expressifs explique
comment les aveugles-nés peuvent les accomplir
aussi bien que les personnes douées de la vue. Nous
pouvons encore par là nous rendre compte de ce fait
que, jeunes et vieux, chez les races les plus diverses,
aussi bien chez l'homme que chez les animaux,
expriment les mêmes états de l'esprit par des mouvements identiques.

« Dans notre propre espèce, lorsque nous considé-
rons certains gestes, que nous sommes accoutumés
à regarder non comme instinctifs, mais comme le
produit d'une convention, nous tombons dans une
surprise peut-être excessive en reconnaissant qu'ils
sont innés. Tel est l'acte de hausser les épaules en
signe d'impuissance ou de lever les bras en ouvrant
les mains et en étendant les doigts en signe d'éton-
nement. Nous pouvons conclure à l'hérédité de ces
gestes et d'autres encore en les voyant exécuter par

des enfants en bas-âge, par des aveugles-nés et par
les races humaines les plus diverses. Il faut aussi se
rappeler qu'on a vu se produire chez certains individus et se transmettre à leurs descendants, parfois en
sautant plusieurs générations, certains tics nouveaux
associés à certains états d'esprit déterminés. » (Darwin).

Voici un fait fort suggestif que raconte encore Darwin. On sait que les Anglais haussent beaucoup
moins les épaules que les Français ou les Italiens et
que les enfants anglais très jeunes ne le font jamais.
Ce geste fut constaté chez une petite fille de seize à
dix-huit mois, ce qui provoqua cette exclamation de
sa mère : « Voyez donc cette petite Française qui
hausse les épaules. »

Cette petite fille était issue de parents anglais, mais
son grand-père était Parisien. Elle lui ressemblait
beaucoup et avait comme lui ce tic particulier.
Cette habitude disparut graduellement.

Les sentiments sont tellement unis aux gestes
physiologiques qu'une attitude suffira souvent à
créer un sentiment. Le gamin habillé en soldat prend
l'attitude et les *sentiments belliqueux*, et c'est par le
même phénomène que l'acteur qui simule une passion, une colère, acquiert souvent réellement cette
passion et cette colère. L'acteur opposé à Mounet-
Sully, dans le duel de *Marion Delorme,* raconte qu'il
craignait beaucoup l'irritation qui s'emparait de

Mounet, à tel point que ce dernier devenait dange-
reux. Pendant une représentation générale, Mounet-
Sully, *excité par les gestes,* précipita son partenaire
dans l'orchestre. N'est-ce pas, d'ailleurs, un phénomène du même genre qui s'empare d'une foule de
jeunes gens le soir d'une soutenance de thèse? Personne n'a ce jour-là une raison particulière de se
réjouir. C'est une séparation, sorte de mort partielle;
c'est le lugubre point final mis à la fin d'un acte, et
non des moindres, de notre existence. Mais on prend
l'air joyeux, on parle avec logorrhée, on rit, on
chante et ces gestes modifient certainement le cerveau qui se met dans l'état correspondant aux gestes. Presque toujours, l'état du cerveau précède l'expression du corps; mais ici, par une sorte de revan-
che, l'expression des sentiments crée ces sentiments
et l'on finit par être joyeux un soir de thèse.

D'ailleurs, les Américains, si pratiques, si observa-
teurs, savent très bien cela et les meilleurs hommes
d'affaires de leur pays conseillent, quand on veut
avoir un sentiment, de prendre l'attitude correspondant à ce sentiment.

Cette association des sentiments et des passions à
des actes corporels nous explique fort bien leur indiscutable hérédité.

« L'hérédité peut même s'étendre chez les bêtes
aux dispositions les plus bizarres. Un chien de
chasse, pris à la mamelle et élevé loin de son père et

de sa mère, était d'un entêtement incorrigible et, chose remarquable, il craignait, au point de n'en plus chasser, l'explosion de la poudre qui excite tant d'ardeur chez les autres chiens. Sur la surprise qu'une personne en témoignait, on lui répondit : « Rien n'est moins surprenant, son père était ainsi. » (Girou de Buzareingues).

« Je tiens des gardiens d'une ménagerie, dit Laycock, que la paille employée pour servir de litière aux lions et aux tigres ne peut servir pour les chevaux parce que, dès qu'on l'apporte dans l'écurie, l'odeur les terrifie. Et cependant bien des générations se sont succédé, vivant de la vie domestique, depuis l'époque où le cheval sauvage, duquel nos chevaux domestiques sont descendus, était exposé aux attaques de ces félins. »

Gratiolet, dans son *Anatomie comparée du Système nerveux*, raconte qu'un vieux morceau de peau de loup, usé jusqu'au cuir, présenté à un petit chien, le jetait, par son odeur affaiblie, dans des convulsions d'épouvante : ce petit chien n'avait jamais vu de loup. « Comment donc expliquer cette terreur, sinon par une transmission héréditaire de certains sentiments liés à une certaine perception de l'odorat ? »

Tout ceci s'explique à merveille si l'on admet que le cerveau est un tout physiologique. Les centres sont réunis les uns aux autres, soit que l'on admette

la théorie de Flechsig des centres de projection et des
centres d'association, soit que l'on préfère la théorie
analogue, mais plus spécialement clinique de Gras-
set. Un organe des sens perçoit une sensation : de ce
centre, la sensation court vers les autres centres et,
ainsi, à la suite d'une sensation souvent fort simple,
prennent naissance des sentiments parfois très com-
plexes.

« Si, grâce aux voies commissurales de projection
et d'association, toutes les portions du névraxe sont
en communication les unes avec les autres, on verra
combien il est téméraire de chercher à délimiter
exactement des centres et combien il est facile de
comprendre qu'une *lésion,* même minime et micros-
copique d'une région fonctionnelle importante ou de
plusieurs régions, est susceptible de retentir fortement sur un organe dont l'unité de fonctionnement
constitue seule, pour nous, le centre nerveux. »
(Rémond, de Metz).

Au lieu de *lésion,* nous n'avons qu'à dire *excitation.*

Les enfants ont très souvent les *sympathies* ou les
antipathies qu'avaient leurs pères.

Montaigne avait hérité d'une antipathie extrême
pour la médecine et les médecins.

L'alcoolisme est héréditaire (Gall, Garou de Buzareingues, Magnus Huss, Morel).

Les exemples abondent dans les auteurs ici cités.

Nous ne rappellerons que l'observation que Trélat donne dans sa *Folie lucide*. Une dame, régulière et économe, était prise d'accès de dipsomanie irrésistible. Furieuse contre elle-même, elle s'injuriait, s'appelait misérable et ivrogne, mêlait à son vin les substances les plus dégoûtantes; mais vainement, la passion était toujours la plus forte. La mère et l'oncle de cette femme *étaient également dipsomanes.*

Saint-Sinon nous apprend que Louis XIV, Monsieur, et presque tous les enfants et descendants du grand roi furent gourmands et grands mangeurs.

La *passion du jeu* est transmise par hérédité.

« Une dame avec laquelle j'ai été lié, jouissant d'une grande fortune, avait la passion du jeu et passait les nuits à jouer : elle mourut jeune d'une maladie pulmonaire. Son fils aîné, qui lui ressemblait parfaitement, également passionné pour le jeu, passait de même ses nuits à jouer. Il mourut de consomption comme sa mère et presque au même âge qu'elle. Sa fille, qui lui ressemblait, hérita des mêmes goûts et mourut jeune » (Da Gama Machado).

L'hérédité de la *tendance au vol,* dit Ribot, est si généralement admise qu'il est superflu d'entasser ici des faits dont fourmillent tous les journaux judiciaires.

Voici le tableau classique et si souvent reproduit de la famille Chrétien :

Jean Chrétien, souche commune à trois enfants.	Pierre. Jean-Baptiste. Thomas.

1° Pierre a eu pour fils Jean-François, condamné aux travaux forcés à perpétuité pour vol et assassinat.

2° Thomas a eu : *a)* François, condamné aux travaux forcés pour assassinat; *b)* Martin, condamné à mort pour assassinat. Le fils de Martin est mort à Cayenne pour vol.

3° Jean-Baptiste a eu pour fils Jean-François, époux de Marie Tanré (d'une famille d'incendiaires). — Jean-François a sept enfants; *a)* Jean-François, condamné pour plusieurs vols, mort en prison; *b)* Benoît, tombe du haut d'un toit qu'il escaladait et meurt; *c)* X..., dit Clain, condamné pour divers vols, mort à 25 ans; *d)* Marie-Reine, morte en prison, condamnée pour vol; *e)* Marie-Rose, même sort, mêmes actes; *f)* Victor, voleur; *g)* Victorine, femme Lemaire, dont le fils est condamné à mort pour assassinat et vol.

CHAPITRE II

L'Hérédité morbide

« A l'état normal comme à l'état pathologique, l'hérédité régit et gouverne les phénomènes biologiques et, nulle part peut être plus que dans les maladies du système nerveux, on ne trouverait une démonstration plus frappante de cette vérité, vérité d'ordre presque banal, car elle a été entrevue dès les premiers temps de la médecine » (Déjerine).

Autrefois on étudiait l'hérédité, maladie par maladie. Il y a relativement peu de temps que l'on se demande si les différents troubles qui caractérisent les maladies nerveuses sont en réalité aussi indépendants les uns des autres qu'ils le paraissaient de prime abord, et si les affinités nombreuses qu'elles affectent les unes avec les autres n'ont point pour cause commune : l'hérédité.

Signalons les études de Morel, Lucas, Moreau (de Tours) qui donnent la prééminence aux psychiâtres français.

« Ce fut Morel surtout, qui posa et résolut la question, en ce qui concerne les affections mentales, dans d'admirables travaux, montra comment ces affections étaient reliées entre elles et aux grandes névroses par les lois de l'hérédité et de la dégénérescence, et inaugura une méthode de recherches féconde, continuée depuis par tous les aliénistes ».

La question est à peu près résolue aujourd'hui pour la pathologie mentale.

L'hérédité en est la cause principale, unique, « la cause des causes », selon l'expression de Trélat, et les travaux des aliénistes contemporains en font de jour en jour, ressortir l'importance.

Pour les autres maladies du système nerveux il faut citer les noms de Charcot, Möbius (1881), Féré.

« Toutes les maladies du système nerveux ont-elles une origine commune ? peuvent-elles alterner, se combiner ou se modifier les unes les autres par leur passage à travers des générations successives ? existe-t-il une maladie nerveuse primordiale et unique, dont toutes les autres ne seraient que des variantes ? en d'autres termes, existe-t-il une famille neuro-pathologique, dont les branches et les rameaux peuvent être fort différents entre eux, bien que la souche soit toujours la même ? La combinaison des troubles de la nutrition et de ceux de la dégénérescence est-elle suffisante pour nous donner l'explication des apparences si diverses des types morbides ? Ce sont là des questions sur lesquelles aujourd'hui il est encore impossible de se prononcer d'une manière absolue, si l'on envisage *toutes* les maladies du système nerveux.

Mais je crois que l'on peut répondre par l'affirmative pour le plus grand nombre d'entre elles, et que, sans parler des parentés qui existent entre les vésanies et les grandes névroses (hystérie, épilepsie), on peut admettre que la plupart des maladies nerveuses, avec ou sans lésions accessibles à nos moyens d'investigation, ont un fond commun d'origine, font partie d'une même famille et sont unies entre elles par un facteur commun qui est l'hérédité (Déjerine) ».

Quoi de difficile à admettre l'influence réellement formidable de cette hérédité lorsque, depuis les travaux d'Aug. Comte, de Milne-Edwards, de Magendie, de Claude Bernard, de Schiff, de Vulpian, on sait que c'est le *système nerveux* qui maintient le consensus organique qui régit les diverses fonctions de la vie végétative et qui préside à toutes celles de la vie de relation.

Dans le domaine de la pathologie générale, si l'importance du système nerveux a pu naguère être battue en brèche partiellement par Virchow, l'illustre apôtre de l'autonomie cellulaire, si son influence a été presque entièrement méconnue par le chimiste Pasteur et ses élèves directs, son rôle a été réhabilité par les travaux des aliénistes, puis par ceux de l'Ecole de la Salpêtrière et enfin par ceux de l'Ecole de Bouchard.

Pour Aug. Comte le cerveau n'est pas seulement le point de départ et l'aboutissant de tous les phénomènes vitaux, il est en outre *l'appareil de l'action des morts sur les vivants.*

Nulle part ailleurs plus que dans le groupe des vésanies n'apparaît le caractère de fatalité dont est empreinte la grande loi de l'hérédité nerveuse (Doutrebente).

La folie de la mère est plus héréditaire que la folie du père. La folie de la mère se transmet plus souvent aux filles et la folie du père plus souvent aux fils.

Toutes les causes apparentes de la plupart des folies, alcoolisme, intoxication, infection, choc moral, puberté, ménopause, ne sont presque toujours que des causes occasionnelles. Les observations de folie puerpérale publiées par Esquirol, Weil, Marcé, font voir que la grossesse n'a fait que dévoiler une tare héréditaire incontestable.

De même pour la folie brightique comme l'a fait remarquer Lasègue.

La *consanguinité* qui a été accusée de déterminer à elle seule des névropathies et surtout la surdimutité, n'agit en réalité que par l'accumulation de l'hérédité : Des états névrosiques, indécis chez les deux producteurs, s'accentuent chez le produit (Féré).

Béraud, dans sa thèse de Bordeaux 1897, a fait jouer

un grand rôle à la consanguinité dans la fréquence des maladies nerveuses chez les juifs.

D'après Hemming les enfants conçus en état d'ivresse sont prédisposés aux psychoses.

Hésiode prescrivait de s'abstenir du coït au retour des cérémonies funèbres de crainte d'engendrer des enfants mélancoliques. Erasme faisait dire à sa *folie :* « Je ne suis point le fruit d'un ennuyeux amour conjugal ».

Tristan Shandy attribue les fâcheuses particularités de son caractère à une question faite par sa mère dans un *moment très inopportun.* Un des enfants adultérins de Louis XIV, conçu pendant une crise de larmes et de remords de Mme de Montespan, que les cérémonies du jubilé avaient émue, conserva toute sa vie un caractère qui le fit nommer « l'enfant du jubilé » (Féré).

Les expériences de Dareste et Féré ont montré qu'il faut peu de chose pour modifier un produit.

Les aliénistes admettent donc d'une manière complète que la folie est héréditaire.

Il sont aussi unanimes à reconnaître qu'il est rare qu'elle se transmette dans sa forme.

Legrand du Saulle, dès 1873, a démontré que le plus souvent la maladie qui se transmet se transforme ; c'est ainsi qu'on voit se succéder la manie, la mélancolie, l'imbécillité, l'idiotie.

« Dans nombre de cas, ce n'est pas d'emblée que

l'hérédité nerveuse produit l'aliénation mentale; il arrive souvent que deux ou trois générations subissent des manifestations névropathiques diverses et pour ainsi dire préparatoires. L'hérédité a besoin d'être accumulée, capitalisée en quelque sorte, avant de se montrer sous une forme nettement caractérisée, avant de se traduire par une entité morbide à laquelle on puisse imposer un nom. On trouve souvent parmi les ascendants des aliénés, des sujets atteints d'un état habituel de surexcitation, des enthousiastes, des originaux, des inventeurs malheureux, des dissipateurs, des individus affectés de tics intellectuels ou moraux, des phrénalgiques (Guislain), des anormaux (Maudsley); puis viennent des sujets atteints de maladies du système nerveux et surtout de névroses, de vésanies. L'observation a montré toutefois qu'il y avait lieu d'établir une certaine graduation, selon les différentes formes d'aliénation, dans la prédisposition héréditaire qui est à l'origine de la plupart des vésanies. Ainsi dans les formes aiguës, dans la manie, la mélancolie simple, cette prédisposition serait réduite au minimum. Dans les formes primitivement chroniques au contraire, la tare héréditaire se retrouve bien plus souvent, sinon chez les ascendants directs, au moins chez les collatéraux (Féré) ».

Pour limiter notre sujet « l'Hérédité mentale » nous ne prendrons des observations que pour la *folie* proprement dite. Nous laisserons de côté les maladies nerveuses et même l'hérédité dans les névroses (épilepsie, hystérie).

Délire chronique

On entend, d'après Magnan, sous le nom de délire chronique une affection à marche lente, à durée extrêmement longue, et caractérisée par une évolution comprenant quatre périodes, dont la marche est successivement croissante, la forme essentielle systématisée, et qui aboutit fatalement à la démence. Ces quatre périodes du délire chronique sont : la période d'inquiétude, la période de manie de persécution, celle de la manie des grandeurs et enfin la démence.

L'hérédité est la cause dominante, car si l'on fouille avec soin les antécédents de famille du délirant chronique, on retrouve presque toujours chez les ascendants en ligne directe, quelquefois seulement chez les collatéraux, des accès maniaques ou mélancoliques, des intoxications avec délires et diverses modifications psychiques de durée plus ou moins longue, ayant amené soit le suicide, soit l'homicide, soit des crimes ou délits divers. De plus, cette hérédité ne se démasque que tardivement et, jusqu'au moment où le délirant entre dans la période d'incubation, rien dans ses mœurs, ses habitudes, son état intellectuel, ne fait prévoir la possibilité d'effondrement de la raison.

Nous avons pu recueillir six observations personnelles de délire chronique. Sur quatre, l'hérédité est incontestable.

Un des six malades était fils de suicidé.

Le deuxième avait une mère hystérique à crises très nettes, quoiqu'elle ne fut pas internée.

La troisième (une femme) avait eu un grand-père et un oncle internés.

Le quatrième, fils d'alcoolique impulsif ayant commis des actes de violence.

Un exemple célèbre est celui de Guy de Maupassant.

Son père était joueur, alcoolique, érotomane.

Guy de Maupassant, toute sa vie, fut un sexuel, hypnotisé par la femme, avant d'être atteint de délire chronique.

Folies héréditaires

Il est des états morbides particuliers de l'esprit qui paraissent soumis plus spécialement à l'influence de l'hérédité et se distinguent assez nettement par leurs symptômes et surtout par leur évolution. Ce sont ces états que l'on a qualifiés de *folies héréditaires*

(Morel). Les individus chez lesquels s'observent ces troubles mentaux justifient, au point de vue physique, aussi bien qu'au point de vue psychique, la dénomination de *dégénérés* qui leur a été appliquée. Les os des membres, ceux du crâne surtout, les organes des sens, les organes génitaux, présentent des stigmates bien étudiés, depuis Morel, par Lombroso, Marro, Féré.

C'est dans cette catégorie qu'on peut faire rentrer les *dégénérés supérieurs,* qui sont en réalité des obsédés et des impulsifs, et dont la folie du doute, la folie du toucher, l'agoraphobie, la manie du nom, du chiffre, ne sont que de simples épisodes de la psychopathie des dégénérés.

« Quelques auteurs ont lié l'idée de dégénérescence à celle d'hérédité et désignent toute une catégorie de malades sous le nom d'*héréditaires dégénérés;* mais nombre d'individus, qui présentent les caractères de cette catégorie de malades, ne sont pas des héréditaires ; la tératologie expérimentale le démontre bien. La nécessité de ce lien entre la dégénérescence et l'hérédité morbide doit disparaître avec la notion de fatalité de l'hérédité morbide : *on peut être dégénéré sans être héréditaire et on peut échapper à l'hérédité morbide.* » (Féré : *la Famille névropathique*).

Les folies héréditaires sont très importantes parce qu'elles représentent « une véritable souche commune à un grand nombre de maladies nerveuses. »

Non seulement les dégénérés engendrent les dégénérés, mais on rencontre aussi dans leur descendance l'épilepsie, l'hystérie, l'alcoolisme, la paralysie générale, voire même un certain nombre de
maladies organiques de la moëlle épinière, telles que
l'ataxie locomotrice, l'atrophie musculaire progres-
sive, la sclérose en plaques. La déchéance s'accentue
d'autant plus vite dans les descendants que les dégénérés, par un penchant dû sans doute à la ressemblance des caractères, se marient entre eux. Dans
ces conditions, la consanguinité vient augmenter
l'effet de l'hérédité mentale pathologique et précipi-
ter l'extinction d'une race, ainsi qu'on en trouve un
exemple dans la famille royale d'Espagne.

Don Carlos ressemblait étrangement à Charles-
Quint et si on se rappelle que ce dernier, dégénéré,
eut pour mère Jeanne la Folle, reine de Castille, on
verra dans les traits de folie de don Carlos de nouvelles preuves de l'hérédité en retour.

· Voici l'arbre généalogique d'un dégénéré :

ARBRE GÉNÉALOGIQUE DE SALVADOR MISDEA

soldat calabrais qui, en 1884, tua plusieurs de ses camarades

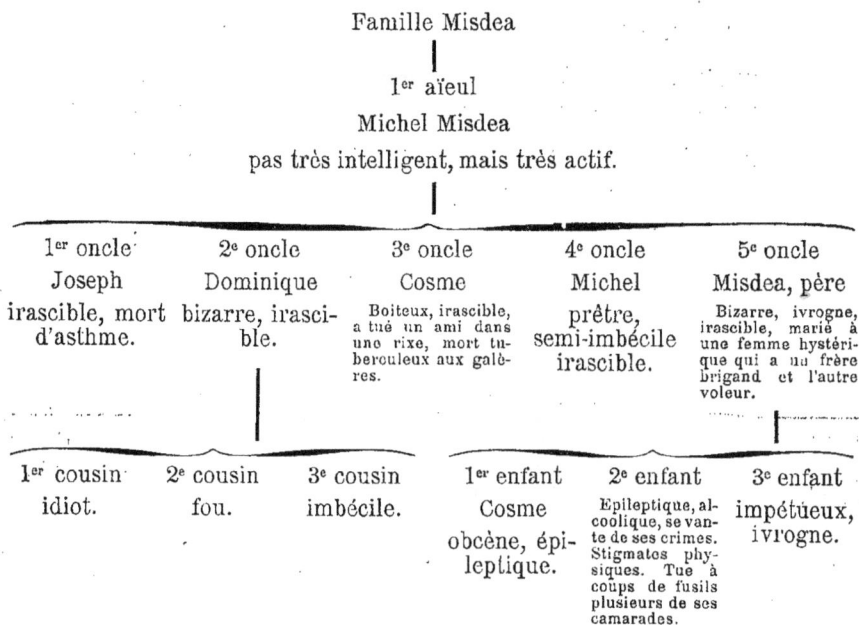

Famille Misdea

|

1er aïeul

Michel Misdea
pas très intelligent, mais très actif.

|

1er oncle	2e oncle	3e oncle	4e oncle	5e oncle
Joseph	Dominique	Cosme	Michel	Misdea, père
irascible, mort d'asthme.	bizarre, irascible.	Boiteux, irascible, a tué un ami dans une rixe, mort tuberculeux aux galères.	prêtre, semi-imbécile irascible.	Bizarre, ivrogne, irascible, marié à une femme hystérique qui a un frère brigand et l'autre voleur.

1er cousin	2e cousin	3e cousin	1er enfant	2e enfant	3e enfant
idiot.	fou.	imbécile.	Cosme obcène, épileptique.	Epileptique, alcoolique, se vante de ses crimes. Stigmates physiques. Tué à coups de fusils plusieurs de ses camarades.	impétueux, ivrogne.

Certaines formes de folie des dégénérés peuvent se transmettre en nature, telle est la folie suicide.

Folie suicide

Esquirol et Falret ont cité des exemples remarquables de cette transmission directe. Le Roy cite une famille dont dix membres se donnent la mort dans l'espace de cinquante ans. Féré rapporte le cas curieux de Hammond : un individu âgé de trente-cinq ans se coupe la gorge avec un rasoir dans un bain. Il laisse trois enfants : deux fils qui se tuent au même âge de la même manière; une fille qui, à trente-quatre ans, se détruit en se coupant la gorge dans un bain; cette dernière seule a un fils qui, après deux tentatives infructueuses, se tue à trente et un ans par un procédé identique.

Maccabruni[1] a donné une observation saisissante :

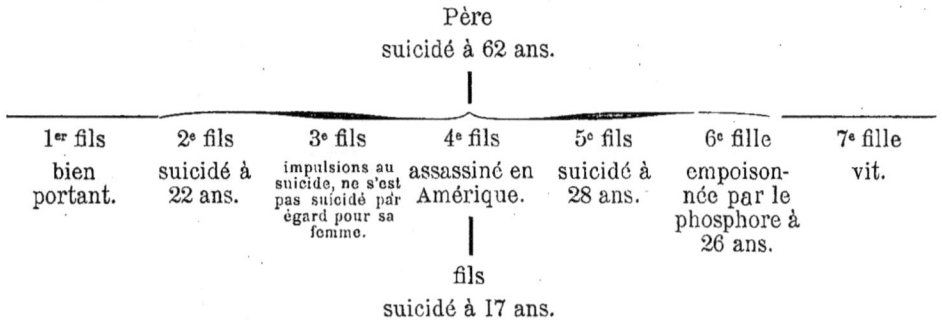

Père
suicidé à 62 ans.

1er fils	2e fils	3e fils	4e fils	5e fils	6e fille	7e fille
bien portant.	suicidé à 22 ans.	impulsions au suicide, ne s'est pas suicidé par égard pour sa femme.	assassiné en Amérique.	suicidé à 28 ans.	empoison-née par le phosphore à 26 ans.	vit.

fils
suicidé à 17 ans.

Toute cette famille s'est suicidée sans cause appréciable, sans pertes d'argent. Pas de dispositions morbides des ascendants. Les quatre hommes se sont suicidés d'un coup de pistolet et avec le *même* pistolet.

(1) Maccabruni : Une famille vouée au suicide (*Arch. de Psychiatrie*, vol. IV, fasc. I, 1883).

Folie des antivivisectionnistes de Magnan.

« Née de toutes pièces dans des cerveaux mal
équilibrés, à propos des expériences physiologiques
que l'on pratique journellement sur les animaux,
l'amour exagéré de ces derniers en est la véritable
cause. Les préoccupations des antivivisectionnistes,
respectables en principe, deviennent absolument
maladives dans certains cas et s'accompagnent de
troubles nerveux, caractérisant bien nettement la
souffrance physique et morale de ces malades. Constamment tourmentés, inquiets sur le sort des pauvres
animaux, ces derniers occupent toute leur existence ;
de là mille extravagances dont seul l'antivivisection-
niste n'a pas conscience. Nuit et jour, obsédé par
l'idée de rendre les animaux heureux, il délaisse
souvent ses occupations journalières, passant son
temps à écarter de la route les pierres susceptibles
de faire tomber un cheval, attelant lui-même les
chevaux d'un voiturier brutal. Les exemples en sont
nombreux et leur caractère syndromique ne fait
aucun doute. Tous les malades de Magnan étaient
des héréditaires » (Déjérine).

OBSERVATIONS DE FOLIES HÉRÉDITAIRES

Observation A.

Mère aliénée
Sœur à la Salpétrière.

2 jumeaux
Accès de persécution éclatant simultanément
chez les deux (Ball.)

				Mère
Père aliéné.	Mère saine.	Frère sain.	Sœur faible d'esprit.	Menteuse, indécente, violente, débauchée, perversion morale, 4 enfants illégitimes dont 2 jumeaux.

1er jumeau 40 ans	2e jumeau 40 ans		George	John
Imbécillité égale chez les deux, voleurs, paroxysmes de colère.			Imbécile, masturbateur, délire de persécution, instable, violent.	Imbécile, masturbateur, délire de persécution, instable, violent.

Observation B.

In : Eine Geisteskranke Famille
(Allg. Zeitsch. f. Psychiâtrie, 1873). Craner.

Famille Scheurer

Père	Mère
sain.	maniaque.

2 filles	Fille	Fille	Fille
maniaques guéries par l'isolement.	maniaque guérie par l'isolement.	30 ans scoliosée, microcéphale, extérieur imbécile, guérie après un long isolement.	maniaque non guérie.

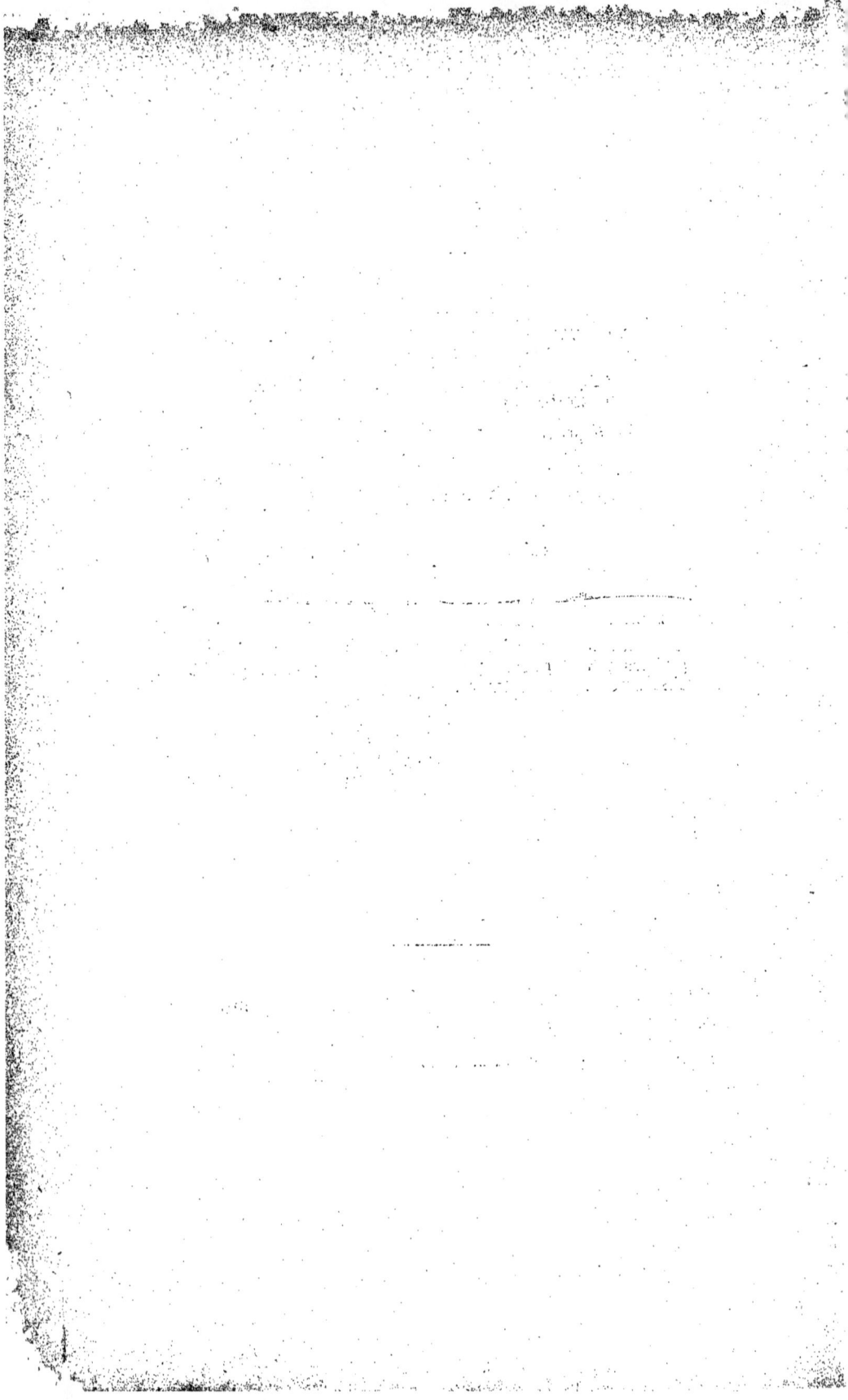

MAISON ROYALE D'ESPAGNE
(1449-1700)

NÉVROPATHIE HÉRÉDITAIRE suivie dans la famille pendant 250 ans, sautant quelquefois une génération, se manifestant avec une intensité variable, sous forme de : **Épilepsie, hypocondrie, manie, mélancolie, imbécillité,** amenant l'extinction complète de la ligne royale d'Espagne. La tendance héréditaire fut encore renforcée par des mariages consanguins. Il est à remarquer que la maison d'Autriche, qui s'est si souvent alliée à la maison d'Espagne, n'a présenté que peu de membres aliénés et qu'elle se débarrassa finalement de l'hérédité nerveuse. Toute la vigueur des premiers rois d'Espagne réapparut dans leurs descendants illégitimes ; les descendants légitimes héritaient seuls de la tendance névropathique.

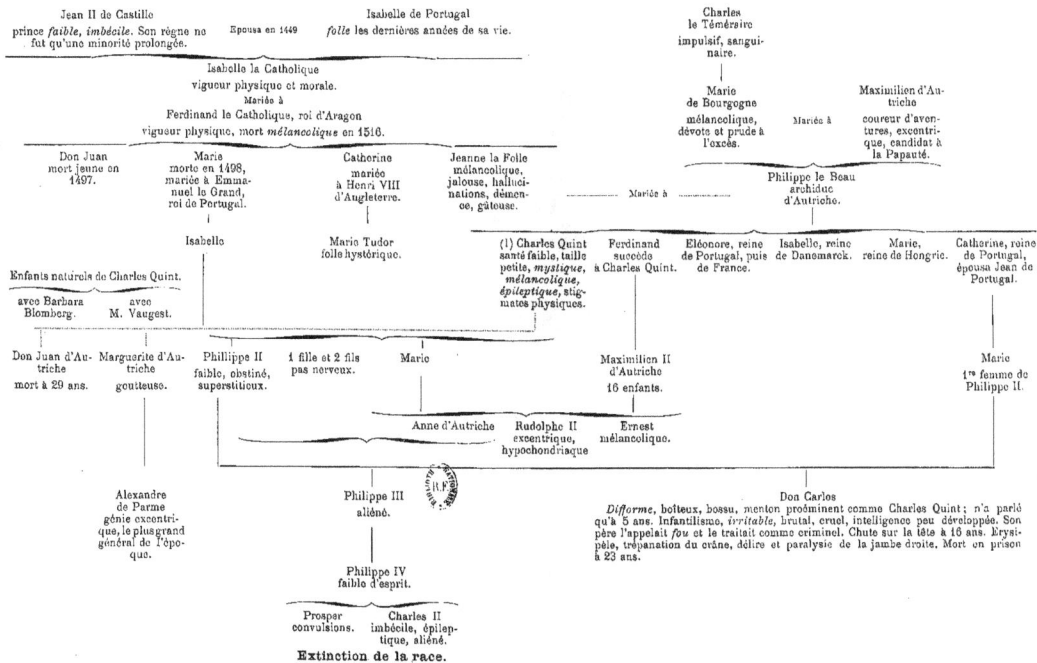

Jean II de Castille
prince *faible, imbécile*. Son règne ne fut qu'une minorité prolongée.

Épousa en 1449

Isabelle de Portugal
folle les dernières années de sa vie.

Charles
le Téméraire
impulsif, sanguinaire.

Isabelle la Catholique
vigueur physique et morale.
Mariée à
Ferdinand le Catholique, roi d'Aragon
vigueur physique, mort *mélancolique* en 1516.

Marie
de Bourgogne
mélancolique, dévote et prude à l'excès.

Mariée à

Maximilien d'Autriche
coureur d'aventures, excentrique, candidat à la Papauté.

Don Juan
mort jeune en 1497.

Marie
morte en 1498, mariée à Emmanuel le Grand, roi de Portugal.

Catherine
mariée à Henri VIII d'Angleterre.

Jeanne la Folle
mélancolique, jalouse, hallucinations, démence, gâteuse.

Mariée à

Philippe le Beau
archiduc d'Autriche.

Isabelle

Marie Tudor
folle hystérique.

(1) Charles Quint
santé faible, taille petite, *mystique*, *mélancolique*, *épileptique*, stigmates physiques.

Ferdinand
succède à Charles Quint.

Éléonore, reine
de Portugal, puis
de France.

Isabelle, reine
de Danemarck.

Marie,
reine de Hongrie.

Catherine, reine
de Portugal,
épousa Jean de
Portugal.

Enfants naturels de Charles Quint.

avec Barbara
Blomberg.

avec
M. Vaugest.

Don Juan d'Autriche
mort à 29 ans.

Marguerite d'Autriche
goutteuse.

Philippe II
faible, obstiné, superstitieux.

1 fille et 2 fils
pas nerveux.

Marie

Maximilien II
d'Autriche
16 enfants.

Marie
1ʳᵉ femme de
Philippe II.

Anne d'Autriche

Rudolphe II
excentrique, hypochondriaque

Ernest
mélancolique.

Alexandre
de Parme
génie excentrique, le plus grand général de l'époque.

Philippe III
aliéné.

Don Carlos
Difforme, boiteux, bossu, menton proéminent comme Charles Quint ; n'a parlé qu'à 5 ans. Infantilisme, *irritable*, brutal, cruel, intelligence peu développée. Son père l'appelait *fou* et le traitait comme criminel. Chute sur la tête à 16 ans. Érysipèle, trépanation du crâne, délire et paralysie de la jambe droite. Mort en prison à 23 ans.

Philippe IV
faible d'esprit.

Prosper
convulsions.

Charles II
imbécile, épileptique, aliéné.

Extinction de la race.

Folies dites sympathiques.

« On peut désigner sous le nom de folie sympathique, toute folie développée sous l'influence d'un processus physiologique ou pathologique de l'organisme, réagissant à distance et indirectement sur le cerveau » (Régis). Citons l'*euphorie* des tuberculeux, la folie brightique (Dieulafoy), la mélancolie des cancéreux.

La folie sympathique n'est pas une entité morbide, c'est plutôt une complication de certains états de l'organisme. La meilleure façon de l'expliquer, c'est, avec Baillarger, Maury, Moreau (de Tours), d'admettre une prédisposition morbide préexistante.

La plupart des auteurs sont d'accord sur ce point. Esquirol, Weill, Marcé, Ball, font remarquer que presque toujours les folies puerpérales surviennent chez des héréditaires.

« Il est un principe général qu'il ne faut pas oublier : sans une cause spéciale qui prépare le terrain, les causes morbides ne pourraient jamais atteindre l'intégrité des fonctions intellectuelles » (Ball).

Les troubles physiques jouent uniquement le rôle de causes occasionnelles, et ne déterminent un accès délirant chez un malade qu'en vertu d'une prédisposition cérébrale antérieure.

5

Deux Observations de Pinard

(In thèse d'Agrégation de Déjerine 1886)

Père	Mère	Père	Mère
aliéné, mort dans une maison de santé.	bien.	Bien.	aliénée depuis 10 ans dans une maison de santé.

Fille	Fille	Fille	Fille
24 ans, accouchement norma , hémorragie grave Trois jours après l'accouchement accès de *manie à forme mélancolique* qui persista pendant un mois. Guérison.	aînée. Accouchement normal, deux ans avant sa sœur. Hémorragie grave. *Manie puerpérale* ayant duré 6 mois. Guérison.	21 ans. Accouchement normal, hémorragie abondante. Deux jours après l'accouchement, accès de *manie furie-se* (elle veut tuer son enfant). Depuis lors elle est dans une maison de santé, l'état mental n'ayant fait que s'aggraver.	suicidée.

Démence sénile.

Les sujets voués à la démence sénile sont marqués dès leur jeunesse; on les voit particulièrement exposés aux accidents du surmenage scolaire (Féré) et de l'exhaustion nerveuse sous toutes ses formes. Chez eux l'involution intellectuelle suit l'involution organique.

Clouston a admis le rôle de la faiblesse *héréditaire* du cerveau dans la démence sénile, rôle souvent difficile à déterminer à cause de l'insuffisance des renseignements. « L'hérédité de la démence sénile, dit Féré, se manifeste dans certaines familles, non seulement par l'apparition précoce, mais quelquefois par l'homochromie ».

Dans une famille le père et deux fils son tombés dans cet état de 50 à 54 ans.

Alessi a montré que les déments séniles présentent plus de signes de dégénérescence que les sujets normaux.

Paralysie générale.

Elle constitue une névropsychopathie, où les troubles mentaux s'associent à des troubles moteurs et sensoriels; les phénomènes d'ordre somatique prédominent et forment la caractéristique clinique. C'est la moins héréditaire des maladies mentales. Les statistiques récentes, établies pour démontrer la grande fréquence de la syphilis dans les antécédents des paralytiques généraux, semblent diminuer encore la valeur de l'hérédité.

« Il est certain que l'hérédité similaire, admise par Bayl, Calmeil, Scipion, Brierre de Boismont, etc., dont on peut rapprocher les cas gémellaires, s'observe très rarement, aussi bien pour la paralysie générale que pour les autres maladies mentales d'ailleurs. Mais les liens de parenté de cette affection avec les vésanies sont affirmés par de nombreuses observations » (Féré).

D'après Marcé, on trouve souvent dans les familles de paralytiques généraux, des maniaques, des mélancoliques.

Féré, dans ses observations, a rencontré la manie, la mélancolie, l'hypochondrie, la folie suicide chez les ascendants ou collatéraux.

Dans le service de notre maître, M. le professeur Rémond, nous avons pu faire la même constatation.

———

Nous avons trouvé dans la *Province Médicale* du 4 mai 1907 une observation d'hérédité tellement remarquable que, quoiqu'elle n'intéresse pas directement l'état psychique, nous estimons devoir la reproduire. C'est un cas d'hérédité d'*hémorragie cérébrale*. L'état pathologique des artères est transmis fidèlement... L'état du cerveau en résulte... donc l'état psychique. Elle fait donc partie indirectement de notre sujet :

Observation Paul Raymond

J.-P. Bar		M. Bar	X. Bar
meurt à 36 ans d'une hémorragie cérébrale survenue à la suite d'une forte émotion (chute dans une mare).		pas de renseignement sur la cause de la mort.	pas de renseignement sur la cause de la mort.

J. Bar	Françoise Bar	M. Bar	Fille Bar	J.-B. Bar
Ire attaque à 52 ans. 2e attaque, mort à 59 ans.	Ire attaque à 51 ans. 2e attaque, mort à 57 ans.	atteint depuis trois ans d'hémiplégie, 57 ans.	morte d'hémorragie cérébrale.	mort à 49 ans d'hémorragie cérébrale.

Marie Bar	J. Bar	J. L...	Emm. L...
vient d'être atteinte d'une hémiplégie, 39 ans 1/2.	43 ans.	Ire attaque à 49 ans; 2e attaque mort à 56 ans.	atteint depuis 8 mois d'une hémiplégie, 53 ans.

« Voici donc trois générations frappées sans rémission par l'hémorragie cérébrale, malgré les croisements, ce qui montre bien la ténacité du vice héréditaire. Pour ne pas compliquer la question je n'ai pas fait figurer dans le tableau certains membres de cette famille qui ont pourtant échappé à l'hémorragie. Neuf lui ont déjà payé tribut et, chose curieuse, à peu près au même âge. Cette échéance à date fixe des accidents héréditaires est d'ailleurs un fait bien connu. Mon malade, qui est Jean Bar..., 43 ans, voit donc arriver avec frayeur le moment où cette nouvelle épée de Damoclès menace de se détacher, mais il fait remarquer qu'il a droit à deux attaques, le hasard ayant voulu, en effet, que la plupart des membres de cette famille n'aient succombé qu'à la deuxième attaque d'hémorragie cérébrale. Comme beaucoup de gens, il est donc convaincu de la gravité de la deuxième attaque : quant à la troisième, tout le monde sait qu'elle ne pardonne pas.

J'ai donc examiné attentivement le malade qui venait à moi, et j'ai dû reconnaître que, malheureusement, ses craintes ne sont pas sans fondement.

Arthritique nerveux, il a eu des épistaxis de 8 à 18 ans, de la migraine jusqu'à 35 ans, de la calvitie à 29 ans, de l'eczéma de l'anus, quelques varices, des névralgies faciale et cervicale. Et voici maintenant, qu'au moment même où elle doit venir, se montre l'endartérite, avec un souffle systolique de l'aorte et de l'hypertension artérielle. N'est-ce pas là la condition de l'hémorragie cérébrale et aura-t-il la chance d'y échapper comme certains de ses parents ? Je l'ai entretenu dans cette illusion, en y joignant quelques conseils de diététique, d'hygiène, et l'obligatoire solution d'iodure de potassium ».

DEUXIÈME PARTIE

Les Lois

« On entre dans la maladie, a dit Landouzy, par trois portes différentes : l'hérédité, l'infection, l'intoxication ».

Le médecin doit donc connaître les lois de l'hérédité, comme il connaît les lois de l'infection et de l'intoxication.

Parfois, terrible dans ses manifestations, l'hérédité morbide n'est pas absolument fatale. Mais, pour se défendre contre un ennemi, il est bon d'avoir bien précises à l'esprit, les conditions qui en règlent le développement.

C'est ainsi qu'on pourra établir la vraie prophylaxie. « Et pourtant, écrit Raymond (de Montpellier), qui donc se soucie de cette notion si importante de l'hérédité ? »

Dans les unions qui intéressent l'espèce humaine on ne se préoccupe guère, suivant une réflexion très juste de E. Laurent, que de fortune et de nom, et « tel homme qui ne laisserait pas couvrir sa bourrique par un baudet mal bâti, ou de mauvaise race, donne sa fille à un fils de cancéreux, de tuberculeux, ou d'aliénés ».

Il semble, dit Ribot, que la loi de l'hérédité doive être d'une simplicité tout idéale : Le semblable produit le semblable ; l'ascendant se répète dans le descendant. Les types primitifs persisteraient ainsi, continuellement reproduits, et le monde de la vie offrirait le spectacle d'une régularité parfaite et d'une monotonie achevée. Mais cela n'est vrai qu'en théorie.

Les cellules, les êtres inférieurs qui se reproduisent par segmentation se continuent semblables à eux-mêmes, c'est le protoplasme qui évolue. Pour l'homme deux protoplasmes se mélangent et luttent. L'être créé tient des deux avec, généralement, une prédominance de l'un ou de l'autre.

Des faits assemblés par les divers savants on a déduit des *lois*. Il faut cependant faire remarquer que ces lois n'ont pas la valeur des lois mathématiques. Elles sont vraies dans la plupart des cas, mais peuvent être violées. On ne peut pas les appeler réellement des lois *scientifiques*. « Leur détermination est absolument impossible, et la complexité du problème est telle que nous n'avons actuellement, ni dans un avenir prochain, aucun espoir d'y atteindre... » L'art de l'éleveur lui-même, merveilleuse démonstration pratique des lois de l'hérédité, ne saurait prétendre à une précision réellement scientifique : « Tout l'art de l'éleveur, qui a donné de si grands résultats depuis le commencement de ce siècle, repose sur ce fait, de l'hérédité de chaque détail de conformation. L'hérédité n'est pourtant pas absolue, car si elle l'était, l'art de l'éleveur serait la certitude même, et la part qui revient à l'habileté et à la persévérance serait minime (Darwin) ».

Ces lois de l'hérédité si peu infaillibles pour l'hérédité du corps sont à plus forte raison instables pour l'hérédité de l'esprit.

Darwin a formulé quatre lois :

1° *Loi de l'hérédité directe et immédiate.* — Les parents ont une tendance à léguer à leurs enfants tous leurs caractères physiques, généraux et individuels anciens et nouvellement acquis.

2° *Loi de prépondérance dans la transmission des caractères.* — L'un des parents peut avoir une influence prépondérante sur la constitution mentale de l'enfant.

Dans ce cas il peut arriver, ou bien que la prépondérance suive le sexe du père au fils, de la mère à la fille, ou bien qu'elle aille d'un sexe au sexe contraire, du père à la fille, de la mère au fils.

3° *Loi d'hérédité en retour ou médiate (Atavisme).* — L'hérédité en retour est très fréquente en ligne directe (du grand-père au petit-fils, de la grand'mère à la petite-fille, etc.). Elle est plus rare en ligne *indirecte* ou collatérale (du grand-oncle ou de l'oncle au neveu, de la tante à la nièce, etc.)

4° *Loi d'hérédité aux périodes correspondantes de la vie.* — Certaines dispositions physiques et mentales d'une nature très nettement déterminée, le plus souvent morbides, se manifestent chez les descendants au même âge que chez les ascendants.

Enfin il faut signaler l'*hérédité d'influence,* « très rare au point de vue physiologique et dont il n'y a peut être pas au moral un seul exemple probant ». Elle consiste dans la reproduction chez les enfants issus d'un second mariage de quelque particularité propre au premier époux.

I

Loi de l'Hérédité directe ou immédiate.

Cette loi, si elle était idéale, consisterait, dit P. Lucas, en l'équilibre absolu des ressemblances intégrales du père et de la mère dans la nature physique et morale de l'enfant.

Mais « nulle loi dans la nature n'est inconditionnelle » (Ribot); aussi cette loi de l'hérédité directe n'est-elle jamais complètement observée.

Voici les conditions indispensables pour la réaliser complètement. Nous donnons ces conditions d'après Ribot :

« 1° Il faudrait qu'il y eût une correspondance
parfaite entre la constitution physique et mentale des
parents. Si l'on y réfléchit un peu, on verra que chacun de ces deux états généraux — la constitution
physique, la constitution mentale — résulte lui-même
d'une grande masse d'états particuliers, qui, pris
dans leur ensemble, donnent à chaque individu
cette marque distinctive et spéciale qu'on appelle en
physiologie le tempérament, en psychologie le caractère.

« 2° Supposons ces premières conditions remplies,
ce n'est pas tout. Il ne suffit pas que la constitution
physique et mentale des deux parents soit en équilibre d'une façon générale ; il y a encore des conditions particulières d'âge et de santé qui sont indispensables. La disproportion d'âge, quand elle ne
produit pas la stérilité, amène la prépondérance du
plus jeune. Les expérences faites par Girou de Buzareingues sur divers animaux montrent que les produits d'un vieux mâle et d'une jeune femelle ressemblent d'autant moins au père qu'il est plus décrépit
et que la mère est plus vigoureuse, et ceux d'une
vieille femelle et d'un jeune mâle ressemblent d'autant moins à la mère que le mâle est plus vigoureux.
L'état actuel de santé, de bien-être chez l'un des deux
parents, a une influence non moins grande sur la
nature du produit.

3° Enfin, il y a encore d'autres états plus accidentels et plus transitoires, sous l'influence desquels s'exerce l'acte de génération. Des faits positifs démontrent que ces états, si passagers qu'ils soient, ont la plus grande influence sur la nature de l'être procréé et assurent la prépondérance de l'un ou de l'autre sexe. Bornons-nous à rappeler ici, que rien n'est moins rare que la faiblesse intellectuelle des enfants engendrés dans l'état d'ivresse ; qu'une tradition populaire adoptée par plusieurs auteurs et, en une certaine mesure appuyée par l'histoire, veut que les enfants illégitimes aient plus d'esprit, de beauté et de santé que les autres, parce qu'ils sont « les enfants de l'amour ».

Au contraire, quand les parents, dit Burdach, ont de l'aversion l'un pour l'autre, ils produisent des formes désagréables ; leur enfants sont moins vifs et moins dispos » (Ribot).

Don Juan d'Autriche était supérieur à Philippe II, Vendôme à Louis XIII et à Gaston d'Orléans. Le rôle des bâtards de familles princières est remarquable quand on songe à leur petit nombre. Citons Dunois, le bâtard de Savoie, le prince Eugène, Vendôme, le connétable de Bourbon, Maurice de Saxe, tous fils ou petits-fils de bâtards.

4° il faudrait ajouter à ces conditions, toute une série d'influences qui se manifestent pendant la grossesse, par exemple les influences psychiques, dont l'action, au cours de la grossesse, est acceptée d'une façon si unanime.

Les ébranlements moraux, les émotions vives amènent dans la vie cellulaire des perturbations qui sont bien connues ; le chimisme de nos cellules se trouve encore modifié, et il résulte de leur fonctionnement anormal des produits adultérés, toxiques, qui imprègnent l'organisme parental et peuvent avoir sur la descendance une action néfaste. En outre, comme le dit Féré, il peut se produire, sous l'influence des émotions vives et, en particulier, de la frayeur, une dépression profonde, et souvent des phénomènes convulsifs qui sont capables de déterminer chez le fœtus, une « *habitude convulsive* ».

Il est certain que les enfants conçus lors des grandes perturbations politiques ou autres, présentent parfois un état morbide particulier. Féré a insisté sur ce point dans un article paru dans *le Progrès Médical,* de 1884, p. 146, sur les « Enfants de Paris ».

II

La loi de prépondérance dans la transmission des Caractères.

« Il faut que dans certaines familles, un ancêtre, et quelques autres après lui, aient une puissance très grande de transmission, sur la ligne descendante mâle, car autrement on ne comprendrait pas comment certains traits semblables auraient pu se transmettre à

la suite de mariages avec des femmes de provenan-
ces les plus diverses, comme cela s'est rencontré
chez les empereurs d'Autriche, et, d'après Niebuhr,
chez certaines familles romaines, pour leurs qualités
mentales » (Darwin).

La prépondérance est tantôt directe, tantôt croisée :

a) Tantôt la prépondérance est celle d'un sexe sur
le sexe de même nom, alors le fils ressemble au
père et la fille à la mère.

b) Tantôt la prépondérance est celle d'un sexe sur
le sexe de nom contraire; alors la fille ressemble au
père et le fils à la mère.

Rappelons la famille d'Edouard Lambert,
l'homme porc-épic, dans laquelle l'infirmité ne se
propageait qu'aux mâles. Au point de vue psychologique, Baillarger croit que l'hérédité a lieu généralement entre les sexes de même nom.

Hérédité du père au fils. — Rappelons les Ber-
nouilli, les Cassini, les Mozart, les Beethoven, les
Van den Velde, les Guise, les Pitt, les Herschell, les
Candolle, les Alexandre Dumas, les Nélaton, les
Broca, les von Bergmann.

Dans la « Chronique médicale du 1er mai 1907 », on
étudie la « Dynastie des Bergmann ».

Bergmann, le célébre chirurgien, qui vient de suc-
comber à un cancer de l'intestin, appartenait à une
famille de pasteurs qui, suivant un exemple qui s'est
perpétué dans certains villages, soignaient « les corps

avec science et les âmes avec ferveur ». La plupart
de ses ancêtres étudièrent à l'Université d'Iéna ou
dans les gymnases de Leipzig. L'un d'eux, même,
avait fait de sa cure une école et un dispensaire où il
donna des soins à plus de 3000 enfants.

Hérédité de la mère à la fille. — La fille d'Auguste, Julie, fut célèbre par son infamie, et eut une
fille aussi célèbre qu'elle pour le même motif.

« *Julias, filiam et neptem, omnibus probris conta-
minatas relegavit* » (Suétone).

Marozia, mère du pape Jean XI, tenait ses vices
de sa mère Théodora.

Michelet signale la ressemblance de Marie Lec-
zinska avec sa fille Adélaïde.

La prépondérance d'un sexe sur le sexe de nom
contraire explique pourquoi tant de grands hommes ont eu des fils médiocres. Michelet affirme
l'hérédité croisée au nom de l'histoire. « Nul roi (il
s'agit de Louis XVI) ne montra mieux une loi de
l'histoire qui a bien peu d'exceptions. Le roi, c'est
l'étranger. Tout fils tient de sa mère. Le roi est le fils
de l'étrangère et en apporte le sang. La succession
presque toujours a l'effet d'une invasion. Les preuves
en sont innombrables. Catherine, Marie de Médécis,
nous donnèrent de purs italiens; la Farnèse de
même, dans Charles III d'Espagne; Louis XVI fut un
vrai roi saxon et plus allemand que l'Allemagne ».

Hérédité de la mère au fils. — Cornélie et les

Gracques; Livie et Tibère; Agrippine et Néron; Faustine et Commode; Blanche de Castille et Louis IX; Louise de Savoie et François Ier; Catherine de Médicis et ses fils; Jeanne d'Albret et Henri IV; les deux Chénier et leur mère.

Héraut de Séchelles rappelle que Buffon qui croyait surtout à l'hérédité croisée, disait tenir beaucoup de sa mère. « Il avait pour principe, qu'en général, les enfants tenaient de leur mère leurs qualités intellectuelles et morales... Il en faisait l'application à lui-même, en faisant un éloge pompeux de sa mère, qui avait, en effet, beaucoup d'esprit, des connaissances étendues. une tête bien organisée. »

Ribot rappelle que Gœthe ressemblait psychologiquement à sa mère par son instinct prodigieux de conservation personnelle, son horreur de toute impression violente, sa verve mordante et caustique.

Hérédité du père à la fille. — Octave et Julie; Caligula et Julia Drusila; Théon le géomètre et Hypathie; Louis XI et Anne de Beaujeu; Henri VIII et ses filles Elisabeth et Marie; Henri IV de France et Henriette d'Angleterre; Cromwell et ses filles; Gustave Adolphe et Christine de Suède; Necker et Mme de Staël.

On se plaignait à Caligula de ce que sa fille, âgée de 2 ans, égratignait les petits enfants qui jouaient avec elle et tentait même de leur arracher les yeux; il répondit en riant : « Je vois bien qu'elle est ma fille. »

Voici, résumée par Lucas, d'après Carlyle, la généalogie des Cromwell. Petit-fils du terrible et frénétique instrument de Henri VIII contre l'Eglise Romaine, Robert Cromwell épouse Catherine Stewart, arrière-cousine du roi Charles 1er. C'est à Olivier, seul mâle de sept enfants issus de ce curieux mariage, que se transporte, en s'élevant à sa plus haute puissance, l'enthousiaste et profond génie des Cromwell. Olivier prend pour femme Elisa Boursier, naturel débonnaire. Ses enfants mâles sont des *bergers d'Arcadie;* ses filles sont plus fanatiques que lui.

III

Loi de l'Hérédité en retour ou Atavisme.

« Toutes les fois que l'enfant, au lieu de ressembler à ses parents immédiats, ressemble à l'un de ses grands-parents ou à quelque ancêtre encore plus reculé, ou à quelque membre éloigné d'une branche collatérale de la famille — ce qui doit être attribué à ce que ses membres descendent d'un ancêtre commun à tous — on dit que c'est un fait *d'atavisme* » (Ribot).

C'est l'*hérédité en retour* de Lucas. La *reversion* des Anglais, le *Rückschlag* des Allemands.

Nous laissons de côté l'hérédité en retour des traits ou du corps.

6

Au point de vue psychologique, l'hérédité en retour est constatée en psychiatrie. Gintrac rapporte qu'un homme qui avait été atteint de folie eut des fils de talent qui remplirent avec distinction des emplois publics. Ceux-ci eurent des enfants qui montrèrent d'abord un jugement droit; mais à 20 ans, ils donnèrent des signes d'aliénation.

Charles VI, de France, ce roi fou, marie sa fille Catherine à son vainqueur, Henri V, d'Angleterre; de là naît le faible Henri VI, ce triste spectateur de la guerre des Deux-Roses.

Gustave Wasa ne se retrouve-t-il pas dans son arrière-petit-fils Gustave-Adolphe?

Rappelons encore la filiation de Charles le Téméraire et de Jeanne la Folle à don Carlos (Ribot).

IV

Loi d'hérédité aux époques correspondantes de la vie.

Quelquefois, chez l'ascendant, un caractère, une disposition apparaît brusquement à l'âge adulte. Chez le descendant, le même caractère, la même disposition apparaît brusquement au même âge, sous la même forme.

C'est ce que Darwin appelait « l'hérédité aux périodes

correspondantes de la vie », Hœckel la « loi d'hérédité homochrone. ».

Il est classique que les maladies héréditaires obéissent à cette loi. Nous avons donné plus haut l'observation si curieuse de Raymond sur l'hérédité de l'hémorragie cérébrale.

Au point de vue psychologique, Esquirol cite l'observation d'un grand-père, père et fils qui se suicidèrent aux environs de 50 ans ; et celle d'une famille entière dont les membres furent atteints de folie à 40 ans.

« L'homochronie » est particulièrement fréquente dans la folie suicide.

Dans la « Psychologie morbide » de Moreau on trouve ce fait typique :

Un homme, effrayé de la Révolution de 1789, devint fou, s'enferma dans son appartement et, pendant dix ans, refusa d'en sortir. Sa fille, vers le même âge que lui, tomba dans le même état, s'enferme aussi, en refusant de sortir sous aucun prétexte.

V

Hérédité d'influence.

C'est l'influence qu'un premier générateur peut avoir sur les enfants issus d'une seconde génération.

Le fait paraît extraordinaire.

Cependant, dit Ribot, chez les animaux supérieurs, il y a des faits qui prouvent que l'hérédité d'influence n'est pas très rare.

Lorsqu'une jument s'est accouplée avec un âne et a mis au monde un mulet, si plus tard elle est fécondée par un étalon, le cheval qu'elle met bas cette fois a quelques traits de ressemblance avec l'âne.

Le cas classique de cette question est le cas d'une jument anglaise qui, en 1815, s'accoupla une seule fois avec un couagga, âne moucheté d'Afrique, produisit un mulet marqué de tâches; elle ne revit plus ce mâle. Fécondée en 1817, 1818 et 1823 par trois étalons arabes, elle mit au monde trois poulains bruns tâchetés comme le couagga.

« De même, dans l'espèce humaine, nous voyons quelquefois des enfants d'un second lit ressembler au premier époux, mort depuis longtemps, et avoir plus de rapport avec lui, *même au moral*, qu'avec leur véritable père » (Houzeau : Etude des facultés mentales des animaux comparées à celles de l'homme).

Lucas cite cette observation :

Une femme, devenue aliénée à la suite d'excès alcooliques, est affectée depuis sa naissance d'un tremblement général. Sa mère qui avait des rapports intimes avec son médecin, fut prise, durant l'acte du coït d'une grande terreur de l'arrivée de son mari, qui se traduisit par un tremblement. Une seconde fille, née plus tard, est affectée de la même infirmité.

Nonobstant l'opinion de Lucas, nous ne voyons pas en quoi cet exemple peut faire partie de l'hérédité d'influence. C'est plutôt un exemple des influences qui agissent au moment de la génération.

Le seul cas d'hérédité d'influence *psychologique* se trouve dans Michelet : « Mme de Montespan, avait déjà eu un fils de M. de Montespan. Le premier enfant du roi, le duc de Maine, ne rappela que le mari. Il en eut l'esprit gascon, la bouffonnerie. On l'aurait cru de ce côté petit-fils du bouffon Zamet ».

Théories de l'hérédité.

Nous nous contenterons de citer les quelques théories de l'hérédité qui ont été émises.

Elles sont toutes connues et nous serons plus que bref.

Il faut simplement rappeler pour mémoire les théories animistes représentées entre autres par Platon et Aristote et la fameuse théorie de l'emboîtement des germes dont Buffon démontra l'absurdité.

Nous citerons encore simplement Buffon, Haacke, Spencer, Hœckel et Darwin, sans accumuler ici des résumés que l'on trouvera dans les ouvrages spéciaux.

L'ouvrage le plus important à consulter nous paraît être ici le travail de Delage sur la « structure du protoplasme et les théories de l'hérédité » (1895).

Voici les théories les plus importantes, telles que les expose M. le professeur Tourneux dans son traité d'embryologie.

1° *Théorie phylogénique.* — Giard (1876), Whitmann (1878), Hemming (1884). La formation des globules polaires rappelle ontogéniquement dans l'évolution des métazoaires le stade protozoaire; la division de l'ovule en plusieurs cellules virtuellement équivalentes est tout à fait comparable à la division d'un protozoaire ou d'un protophyte enkysté.

Francott (1893) a observé la fécondation artificielle, par un spermatozoïde du premier globule polaire dans des œufs exceptionnellement gros d'une planaire marine.

2° *Théorie de l'hermaphroditisme.* — Toutes les cellules de l'organisme sont hermaphrodites, et l'ovule avant d'avoir expulsé les globules polaires ne possède aucun caractère sexuel (Minot 1877. Balfour). Il en est de même des cellules mères des spermatozoïdes. La fécondation a pour effet de rendre à l'ovule l'hermaphroditisme perdu. Van Beneden a apporté des faits à l'appui de cette théorie.

On a fait cette objection que, si l'ovule rejette pendant sa maturation toute la chromatine mâle, on

ne comprend pas comment il peut transmettre les
caractères de ses ascendants mâles.

3° *Théorie du plasma ancestral.* — Nussbaum,
Weismann (1884), Nœgeli (1886). Cette théorie reconnaît dans les éléments sexuels l'existence de deux
plasmas distincts, l'un qui se trouve en quantité à
peu près égale dans l'ovule et dans le spermatozoïde
et qui transmet les caractères héréditaires (idioplasma,
plasma ancestral), l'autre qui prédomine dans l'ovule,
et à l'intérieur duquel s'accomplissent les phénomènes
de nutrition (plasma nutritif).

S'il n'intervenait avant la fécondation aucune division de réduction, la quantité de plasma ancestral
contenue dans le noyau vitellin résultant de la fusion
des deux pronucléus mâle et femelle ne tarderait pas
à devenir trop considérable, puisque cette quantité
augmenterait à chaque nouvelle génération. C'est
pour cette raison que l'ovule élimine par les globules
polaires la moitié de son plasma ancestral et que, de
même, le spermatozoïde ne contient plus que la moitié
de la chromatine des cellules mères séminales.

4° *Théorie des ovules abortifs.* — Bütschli, 1876.
O. Hertwig. Les globules polaires ne sont pas des
éléments mâles éliminés de l'ovule, comme dans la
théorie de l'hermaphroditisme : ce sont des *ovules
abortifs.* Il n'existe pas de phénomènes de maturation pour l'ovule, non plus que pour le spermato-

zoïde. L'ovule, avant l'élaboration des globules polaires, est une cellule mère qui subit deux divisions successives, de même que les cellules-mères séminales se fragmentent à deux reprises pour donner naissance aux cellules séminales. Seulement, tandis que les cellules séminales évoluent toutes en spermatozoïdes, un seul des produits de division de la cellule-mère de l'œuf devient l'ovule, en s'enrichissant aux dépens des autres produits qui restent stationnaires, et qui constituent les globules polaires.

La rapidité avec laquelle la seconde division succède à la première, sans période de repos, a pour résultat de diminuer de moitié la substance chromatique de l'ovule; pareille division de réduction s'observe également pour les cellules-mères séminales.

Comme on le voit, la théorie des ovules abortifs présente de nombreux points de rapprochement avec celle des ovules rudimentaires, formulée par Giard.

Il ne paraît guère possible, dans l'état actuel de la science, de faire un choix au milieu des théories précédentes qui, si elles s'appuient, comme point de départ, sur des données anatomiques précises, comportent ensuite un certain nombre d'hypothèses. Les objections n'ont point fait défaut, et nous estimons qu'avant de se prononcer il convient d'attendre qu'on soit entré plus avant dans le domaine de l'observation précise.

TROISIÈME PARTIE

Les Conséquences

Conséquences psychologiques.

L'hérédité paraît agir en deux sens opposés. Pour l'intelligence, elle conserve l'acquit de chaque génération et, en accumulant les gains, rend de nouveaux gains possibles. Pour les instincts, elle maintient leur tendance à l'affaiblissement et en rendant les pertes irréparables, assure les chances de nouvelles pertes » (Ribot). Par un même mécanisme, elle produit deux résultats contraires.

Pour l'intelligence, les uns n'attribuent à l'hérédité qu'une influence secondaire : grâce à elle, certains caractères se transmettent, s'accumulent.

D'autres accordent à l'hérédité un « véritable pouvoir créateur » : « la genèse des formes constitutives de l'intelligence, des lois et conditions de la pensée serait son œuvre ».

Si c'est faire une hypothèse que de croire que l'hé-

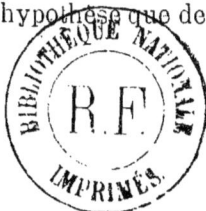

rédité contribue à *créer* l'intelligence, c'est admettre
un fait accompli que de croire qu'elle développe l'intelligence.

« Les autonomistes qui ont disséqué les cerveaux
da plusieurs personnes habituées depuis de longues
années, au travail de la pensée, ont trouvé chez toutes, la substance cérébrale très ferme, la matière
grise et les circonvolutions très développées.

« L'accroissement de la masse du cerveau, disent-
ils, est prouvée en partie par la différence qui existe
entre celui des gens cultivés et celui des gens incul-
tes, en partie par l'augmentation qui résulte, pour le
cerveau, des progrès de la civilisation en Europe,
augmentation qui s'accumule assez, grâce à l'hérédité, pour pouvoir être constatée. On voit, en effet,
que dans les classes instruites, la capacité de la tête
est, en général, grande et que le contraire a lieu dans
les classes peu instruites. Enfin, les fouilles faites
dans les cimetières tendraient à démontrer, que
depuis le Moyen-âge, le volume des crânes a aug-
menté » (Ribot).

Or, le cerveau est le substratum de l'intelligence.
Développement du cerveau, augmentation de la surface du pallium équivaut à augmentation de l'intelligence. Toute amélioration de l'organe crée une
amélioration de la fonction.

Ce qui est vrai pour l'intelligence est vrai pour les
sentiments. Ceux-ci s'appuient, se développent et
s'accumulent grâce à l'hérédité.

Le champ de la conscience s'agrandit, et avec lui les sentiments. Au fur et à mesure que les sociétés se sont créées, du heurt des esprits ont jailli des idées nouvelles ; les passions maîtrisées se sont adoucies, et peu à peu modifiées.

Les peuples primitifs n'ont que des sentiments primitifs. Dans la langue des Australiens, fait observer Ribot, il n'y a pas de mots pour traduire justice, péché, crime. « Ces peuples ne comprennent pas la générosité, ni la pitié, ni la clémence. Ils considèrent la vengeance comme un devoir ».

Conséquences morales

« L'hérédité et la liberté se posent, l'une en face de l'autre, comme deux termes contraires et inconciliables ».

Ces rapports de l'hérédité et de la liberté, les conséquences morales de l'hérédité forment une des plus plus grosses et des plus douloureuses questions de philosophie que nous ne saurions qu'esquisser à grand peine.

L'hérédité est une forme de déterminisme.

L'intelligence, les sentiments, les instincts sont transmissibles par l'hérédité. La bonté l'est comme la méchanceté, la raison comme la folie, la supériorité comme le vice et le crime.

Pourtant l'hérédité ne supprime pas la responsabilité.

L'homme hérite des modes de sentir et de penser de ses pères ; mais il n'est que sollicité à vouloir et à agir comme eux. Cette hérédité des impulsions et des tendances constitue pour lui un ordre d'influences internes au milieu desquelles il vit, mais qu'il a la faculté de juger et de vaincre. Elles n'entraînent pas plus que les autres circonstances internes ou externes l'anéantissement du facteur personnel.

« Il dépend de l'hérédité de faire naître plus ou moins vivement entraîné vers le bien ou le mal, et partant, plus ou moins capable de faillir ; mais on ne lui doit ni le vice ni la vertu ; le vice et la vertu n'existent point d'eux-mêmes ; ils ne consistent point dans la nature fatale des impulsions externes ou internes qui agissent sur nous, mais dans le concours mental et exécutif de la volonté (Ribot) ».

Faut-il soutenir, comme on l'a fait, que l'éducation est inutile ou presque impuissante, parce que l'évolution humaine est nécessaire et que cette évolution est toujours régie par l'Hérédité ?

Au siècle dernier on avait exagéré l'importance de l'éducation au point de se demander naïvement, avec Helvétius, si toute la différence entre les divers hommes ne provient pas de la seule différence dans l'instruction reçue et dans le milieu ; si le talent, comme la vertu, ne peut pas s'enseigner. De nos jours, après les recherches faites sur l'hérédité, on s'est jeté dans des affirmations bien contraires. Beaucoup de savants et de philosophes sont maintenant persuadés que l'éducation est radicalement impuissante quand il s'agit de modifier très profondément, chez l'individu, le tempérament et le caractère de la race ; d'après eux on naît criminel comme on naît poète.

« Toute la destinée morale de l'enfant est contenue dans le sein maternel, puis se déroule implacablement dans la vie » (Guyau).

Pas de remède possible, notamment pour ce mal commun à tous les déséquilibrés, fous, criminels, poètes, visionnaires, femmes hystériques, que l'on a nommé neurasthénie.

Les races descendent l'échelle de la vie et de la moralité tout ensemble, mais ne la remontent pas.

Les déséquilibrés sont à jamais perdus pour l'humanité. S'ils se perpétuent c'est un malheur pour elle. Aussi, malheur aux malheureux et aux faibles ; il faut les éliminer sans pitié et leur appliquer cette parole de Jésus à la Chananéenne — du Jésus irrité et inclément : — « Il ne convient pas de prendre le pain des enfants pour le jeter aux chiens ».

Entre le pouvoir attribué par certains penseurs à l'éducation et par d'autres à l'hérédité, il existe une antinomie qui domine toute la science morale et même politique, car la politique est frappée d'impuissance si les effets de l'hérédité sont sans remède.

Pour nous, sans avoir la prétention de résoudre un si vaste problème, nous nous contenterons de faire constater que, d'après Guyau, les découvertes modernes sur la suggestion semblent capitales au point de vue de l'éducation parce qu'elles permettent de constater *de facto* la possibilité de créer toujours dans un esprit, à tout moment de son évolution, un instinct artificiel capable de faire équilibre plus ou moins longtemps aux tendances préexistantes. Si cette introduction de sentiments nouveaux est possible par un moyen tout physiologique, elle doit être possible également par des moyens psychologiques et moraux.

Ainsi, les études récentes sur le système nerveux seront propres à corriger les préjugés nés de la science par une science plus complète. La suggestion, qui crée des instincts artificiels capables de faire équilibre aux instincts héréditaires, de les étouffer même, constitue une puissance nouvelle comparable à l'hérédité. Or, l'éducation n'est autre chose qu'un ensemble de suggestions coordonnées et raisonnées (Guyau); on pressent, dès lors, l'efficacité qu'elle peut acquérir au point de vue à la fois psychologique et physiologique.

Ajoutons enfin que si le rôle de l'éducateur est grand, celui du médecin peut être énorme et nous ne saurions mieux conclure ce court chapitre sur les conséquences qu'en citant ces pages tirées du livre que le professeur agrégé Raymond (de Montpellier) a écrit sur l'hérédité morbide.

« Le rôle du médecin ne doit pas être seulement, en effet, celui d'un guérisseur qui applique avec plus ou moins de bonheur, dans la lutte contre la souffrance, les acquisitions de l'expérience. La mission qui lui est dévolue est plus élevée. Le médecin doit être aussi le conseiller des familles qui se sont confiées à sa science. Or, est-il un problème plus inquiétant, pour l'honnête homme qui fonde une famille, que celui de l'hérédité et quelle préparation a-t-il donc, dans l'ordre social actuel, pour le résoudre?

Quel sera son guide, sinon le médecin? On a beaucoup parlé de la culpabilité, de la responsabilité de ceux qui vont insouciants, de par le monde, semant partout la mauvaise graine; mais aucune sanction pratique n'a pu être indiquée parce qu'il n'en existe pas.

Je me trompe; la sanction de la peine encourue pour la faute commise est imposée par la nature elle-même.

Peut-on croire que ce problème soit indifférent à l'honnête homme? car des autres, des malfaiteurs, il ne saurait être question, une société ne s'en débarrassant jamais, pas plus qu'elle ne se débarrasse des assassins. Malgré les peines édictées, peut-on croire

qu'il soit indifférent à un homme de vivre avec une
femme hystérique, avec des enfants épileptiques, de
les perdre de tuberculose, ou de subir, ce qui est pis
encore, la présence constante d'un débile ou d'un
malformé?

La pensée seule d'une vie ainsi empoisonnée doit
suffire à faire reculer les plus audacieux, les plus
« arrivistes ». Lire chaque jour sur le front de son
enfant la signature, et aussi le reproche, d'une tare
que l'on croyait avoir si bien cachée, mais il me semble que la tache de sang de Macbeth ne devait rien
être auprès d'un tel supplice !

Le médecin seul peut écarter le danger, lui qui
devrait être le premier appelé à donner son avis dans
un projet d'union. Qu'on ne fasse pas entrer ici en
discussion le secret professionnel : il n'en saurait être
question. C'est dans les généralités que doit se tenir
le médecin : il doit enseigner aux candidats au mariage
les lois de l'hérédité morbide, comme viendront plus
tard, le notaire et le maire qui leur rappelleront les
lois de la société, et les inconvénients auxquels s'ex-
posent ceux qui les transgressent. C'est par la per-
suasion qu'il faut agir; c'est par l'éducation des masses, et non par une coercition impossible, que l'on
pourra parer aux dangers de l'hérédité morbide.
Tout autre intervention que celle du médecin est une
utopie.

Par une sélection bien comprise, le médecin cher-

chera à neutraliser les effets d'une hérédité défec-·
tueuse. Sans aller jusqu'à s'opposer à un projet
d'union, il peut signaler à l'attention des intéressés
les dangers de cette union, en même temps qu'il
s'attachera à les combattre en opposant aux antécédents morbides d'un conjoint, les antécédents neutra-
lisants de l'autre.

C'est lui surtout qui peut faire pénétrer dans l'esprit
des masses l'idée de la nécessité des croisements,
et aussi la justesse de l'adage antique qui résume la
prophylaxie de l'hérédité morbide : « fortes fortibus
generantur. »

CONCLUSIONS

1° L'hérédité est une des formes les plus stables du déterminisme. « Dans le domaine de la vie, la continuité n'a jamais pris une forme plus palpable ».

L'hérédité, c'est l'identité, l'identité partielle des matériaux qui constituent l'organisme des parents et celui de l'enfant.

« L'hérédité est donc bien un déterminisme et ce qui le distingue de tout autre, un déterminisme *spécifique,* l'habitude d'une famille, d'une race ou d'une espèce. Par elle, nous nous sentons pris dans la chaîne indestructible des effets et des causes; par elle, notre chétive personnalité se rattache à l'origine dernière des choses, à travers l'enchaînement infini des nécessités » (Ribot).

2° *L'Hérédité physiologique* s'impose; les

faits lui donnent une valeur d'axiome. Dans l'ordre physique et dans l'ordre moral tout animal, fatalement, hérite des caractères de son espèce. Toutes les formes de l'activité mentale se transmettent : instincts, facultés perceptives, mémoire, habitudes, imagination, sentiments, passions, caractère.

3° *L'Hérédité morbide* s'impose tout autant. Elle joue un rôle immense dans la pathogénie de bon nombre d'affections du système nerveux.

Elle est le lien commun, la souche unique, d'où dérivent beaucoup de psychoses. L'hérédité permet de grouper toutes les affections nerveuses sous le nom générique de famille neuro-pathologique.

4° L'hérédité est aidée par certaines circonstances :

a) Le milieu, l'éducation, etc., pour l'hérédité normale, physiologique;

b) La consanguinité, les infections, les intoxications, les traumatismes, pour l'hérédité morbide.

5° On interprète les faits en déterminant leurs lois, qui sont : *a)* loi de l'hérédité directe et immédiate; *b)* loi de prépondérance dans la transmission des caractères; *c)* atavisme; *d)* loi d'hérédité aux époques correspondantes.

6° L'étude des conséquences nous montre qu'au point de vue physiologique, comme au point de vue morbide, l'hérédité transmet, conserve, accumule.

Les heureuses comme les mauvaises dispositions seront doublées. Donc les « célébrités », les « grands hommes », les « dégénérés supérieurs », s'éteindront. L'avenir est aux médiocrités.

7° On peut cependant croire qu'une sélection habile pourrait créer des hommes supérieurs. Spurzheim s'était demandé si l'on ne pourrait pas facilement créer des races d'hommes à talent, en employant les mêmes moyens qu'on a adoptés pour produire différentes espèces d'animaux.

8° L'hérédité grandit le cerveau. Les recherches anatomiques, les mensurations ont démontré que la surface du pallium s'accroit... donc l'intelligence dans l'humanité.

9° L'hérédité et la liberté paraissent s'opposer, mais l'hérédité ne fait qu'exciter l'homme à produire un acte. Elle ne l'oblige pas.

10° L'éducation peut pallier aux mauvais effets de l'hérédité. La suggestion peut créer des instincts artificiels et l'éducation n'est qu'une série de suggestions coordonnées et raisonnées.

11° Le médecin devrait être consulté avant tous les mariages et appliquer *la loi de la nature* « fortes fortibus generantum ».

BIBLIOGRAPHIE

Gilbert Ballet. — Traité de Pathologie mentale.

Boudin. — Dangers des unions consanguines et nécessité des croisements dans l'espèce humaine et les animaux (*Annal. d'hygiène.*, 1852, t. XVIII).

Sambuc. — Etude de la consanguinité dans ses rapports avec la surdi-mutité congénitale et la rétinite pigmentaire (Th. Bordeaux, 1896).

Béraud. — Essai sur la pathologie des sémites (Th. Bordeaux, 1897).

Brazier. — Note sur l'hérédité nerveuse (*Journ. de Méd. de Paris*, 1894).

Dareste. — Recherches sur la production artif. des monstruosités, 1891.

Féré. — Les enfants du Siège (*Progrès médical*, 1884).

Baillarger. — Cas de folie similaire héréditaire (*Ann. médico.-psych.*, 1875. 9ᵉ série, t. XIV).

Legrand du Saulle. — La folie héréditaire, 1875.

Féré. — La descendance d'un inverti (*Rev. gén. de clin. et de thérapeutique*, 1896).

Tibéré. — Du suicide dans l'hérédité mentale (Th. Lyon, 1895.

E. Le Roy. — Etude sur le suicide et les maladies mentales dans le département de Seine-et-Marne, 1870.

Ritti. — Dict. Encycl. des sc. méd. art. « Folie avec conscience ».

Régis. — Art. Folie sympathique du Dict. encyclop. des sc. médic.

Dieulafoy. — La folie brightique (*Soc. méd. des H.*, 1885).

Girou de Bazareingues. — De la génération.

Darwin. — L'expression des émotions.

P. Raymond (de Montpellier). — L'hérédité morbide, 1905.

Gratiolet. — Anat. comp. du syst. nerveux.

Laycock. — A Chapter on some organic laws ot personal ancestral, Mémory, p. 21.

Dict. de méd. et de chir. pratiq. art. Hérédité, p. 462.

Maudsley. — Pathologie of Mind.

Morel. — Traité des dégénérescences.

P. Lucas. — Traité philosophiq. et psycholog. de l'Héréd. naturelle.

Moreau (de Tours). — La psychologie morbide dans ses rapports avec la philosophie de l'Histoire.

Doutrebente. — Etudes généalogiques sur les aliénés héréditaires (*Ann. médic. psych.*, 1869, t. II.)

BAILLARGER. — Recherches statistiq. sur l'Hérédité de la Folie (*Annales médico-psych.*, 1884, t. III).

MARCÉ. — Traité de la folie des femmes enceintes, des nouvelles accouchées et des nourrices (1858).

ESQUIROL. — Des maladies mentales.

LASÈGUE. — Etudes médicales, 1884.

FÉRÉ. — La pathologie des émotions, 1892.

—   La famille névropathique, 1898.

—   Dégénérescence et criminalité, 1895.

—   Les épilepsies et les épileptiques.

MAX NORDAU. — Dégénérescence.

RIBOT. — L'hérédité psychologique.

VOISIN. — Art. Hérédité, in Dict. méd. et chir. pratiq. Jaccoud, 1875.

ROQUE. — Des dégénérescences héréditaires produites par l'intoxication saturnine lente. Soc. biologie, 1872.

Ch. RICHET. — L'homme et l'intelligence, 1884.

RAFFEGEAU. — Du rôle des anomalies congénitales des organes génitaux dans le développement de la folie. Th. Paris, 1884.

Ch. FÉRÉ. — Le surmenage scolaire (*Progrès méd.*), 1887.

CHARPENTIER. — Des troubles mentaux dans la démence sénile (*Annales médico-psych.*. 1875, t. I, p. 276).

MOREL-LAVALLÉE. — Paralysie générale et syphilis (*Revue de médecine*, 1893).

— 114 —

Rémond. — Maladies mentales, 1904.

Crocq. — La descendance des paralytiques généraux, *Journal de neurologie*, 1899.

Delage. — La structure du protoplasme et les théories sur l'hérédité, 1895.

Rémond et Voivenel. — L'hérédité en psychiâtrie (in *Languedoc médico-chirurgical*, 19...

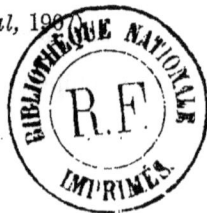

Imprimerie Coopérative Toulousaine, 39, rue Peyrolières.